Die Zweite Moderne

Eine Diagnose der Kunst der Gegenwart

Herausgegeben von Heinrich Klotz

Verlag C.H. Beck München

Eine Veröffentlichung des Zentrums für Kunst
und Medientechnologie Karlsruhe
und der Staatlichen Hochschule für Gestaltung Karlsruhe

Mit 12 Abbildungen im Text

Die Deutsche Bibliothek – CIP-Einheitsaufnahme

Die zweite Moderne : eine Diagnose der Kunst der Gegenwart ; [eine Veröffentlichung des Zentrums für Kunst und Medientechnologie Karlsruhe und der Staatlichen Hochschule für Gestaltung Karlsruhe] / hrsg. von Heinrich Klotz. – München : Beck, 1996
ISBN 3 406 40742 0
NE: Klotz, Heinrich [Hrsg.]; Zentrum für Kunst und Medientechnologie <Karlsruhe>

ISBN 3 406 40742 0

Gedruckt auf säurefreiem, alterungsbeständigem Papier
(hergestellt aus chlorfrei gebleichtem Zellstoff)
Gesamtherstellung: Kösel, Kempten
Printed in Germany

Inhalt

Vorwort

«In den Künsten und in der Architektur sind in den vergangenen Jahren Tendenzen zur Geltung gelangt, die am Ende des 20. Jahrhunderts auf einen neuen Aufbruch, eine Zweite Moderne hinweisen. Nach einer Phase der Revision der Moderne beginnen wir, die Finde-siècle-Stimmung zu überwinden und nach neuen Ufern Ausschau zu halten.»

Mit diesen Sätzen haben wir im Rahmen der ‹MultiMediale 4›, dem Medienkunstfestival des Zentrums für Kunst und Medientechnologie Karlsruhe, ein Symposion angekündigt, das am 17. und 18. Mai 1995 stattfand und eine Reihe kontroverser Stellungnahmen erbrachte: wir bringen diese hier zum Abdruck.

Einige dieser Texte sind überarbeitet oder aus Stichwortnotizen neu geschrieben worden. Doch behalten sie alle ihre ursprüngliche Argumentationstendenz bei. Ganz überwiegend handelt es sich um die originalen Redebeiträge des Symposions. Sie erscheinen in derjenigen Reihenfolge, in der sie während der Veranstaltung vorgetragen wurden.

Allen, die das Wort ergriffen haben, möchte ich danken, daß sie sich auf meine Aufforderung hin auf solch glatten Boden begeben und sich nicht gescheut haben, die Risiken der Gegenwartsanalyse eingegangen zu sein. Im Nebeneinander der Texte wird das breite Spektrum divergierender Meinungen zum eigentlichen Thema.

Karlsruhe, Juli 1995 *H. K.*

Zweite Moderne

Von Heinrich Klotz

Kaum zu hoffen, daß in der letzten Dekade dieses dem Fin de siècle sich entgegenschleppenden Jahrhunderts Aufbrüche möglich werden, die aus der dämmerig-melancholischen Gemütslage herausführen und den Künsten eine neue Avantgarde bescheren könnten. Deshalb unterlassen wir es, von großen Erwartungen zu sprechen. Und gleich vorweg will ich davor warnen, mit dem Begriff wie dem der «Zweiten Moderne» die Hoffnung zu verbinden, einen Schlüssel für das Verstehen unseres gegenwärtigen gesellschaftlichen Gesamtzustandes in die Hand zu bekommen, wie dies problematischerweise mit dem Begriff der «Postmoderne» der Fall war. Ich konzentriere den Blick auf einige auffällige, in jüngster Zeit sich vollziehende Veränderungen in den bildenden Künsten, ohne bereits zu wissen oder auch nur vermuten zu können, welche Verweise auf die *conditio humana* generell darin enthalten sein könnten.

Was aber unzweideutig zu erkennen ist, brauchen wir nicht erst zu beschwören: es ist die Heraufkunft neuer Bilder, die Bilder der Medientechnologie, die neben die Bilder der klassischen Kunstgattungen getreten sind und die Darstellungsmöglichkeiten erweitert haben. Die herausgehobenen Ereignisse der venezianischen Biennale 1995 waren die Ereignisse der bewegten Bilder. Drei Nationen widmeten ihre Pavillons den Medienkünsten: die Schweiz vertraten Peter Fischli und David Weiss, Österreich unter anderen Richard Kriesche, die Vereinigten Staaten Bill Viola. In der Eingangshalle des italienischen Hauptgebäudes fanden sich Bruce Nauman, Stephan von Huene (mit einer elektronischen Installation) und Gary Hill, der den Hauptpreis der Biennale erhielt. Die Medienkünste hatten zum erstenmal eine Hauptrolle übernommen.

Damit stellt sich auch wie von selbst die historische Parallele zur Situation der Avantgarde zu Beginn des 20. Jahrhunderts ein. Die Anfänge der Moderne waren inspiriert vom Pathos der Maschine und von der Funktionalität der industriellen Produktion. Marinettis Ausruf, ein wie auf Kartätschen aufheulendes Auto sei schöner als die Nike von Samothrake, sollte die ästhetischen Traditionen Europas vernichten. Die zeitgenössische Benennung des russischen Konstruktivismus als «Maschinenkunst» und auch das Dessauer Bauhaus mit seiner Apologetik der «neuen Materialien» (Stahl und Glas) setzten die ersten Zeichen. Aus diesen Quellen speisten sich die Stoßtrupps der Moderne. Der spitze Ton der Neuheit durchdrang die künstlerische Produktion.

Heute – am Ende des 20. Jahrhunderts – hat sich die Situation abermals verändert, und mit der Perspektive auf den ökologischen Untergang der alten Technologien sind zugleich die Technologien der Kommunikation und der Datenverarbeitung entstanden. Die Monitore und Projektionen sind die neuen Bildoberflächen. So wie am Anfang des Jahrhunderts die Künste auf die maschinelle Produktion bezogen wurden, so werden sie am Ende dieses Jahrhunderts mit den digitalen Techniken verbunden.

Doch ginge mein Plädoyer in die falsche Richtung, wollte ich das Weiterbestehen des Ästhetischen allein mit der Ästhetik bewegter Bilder rechtfertigen und als wollte ich die Zweite Moderne allein auf dem Sockel der Medientechnologie errichten. Es sind auch die alten Bilder, die in erfrischter Gegenwart erscheinen und deren Ruhe im Gegenlicht gepixelter *images* eine vertiefte Stille des Kontemplativen abzustrahlen beginnt.

Die angeschwollene Kunstproduktion trübt zwar unser Urteil; aber unter den Bergen bemalter Leinwände, die uns auf den internationalen Kunstmärkten zudecken, sind dennoch Werke, die es rechtfertigen, daß es nach dem vielfach annoncierten «Ende der Malerei» die Malerei noch immer gibt.

Diese aber hat insofern eine nicht zwangsläufig vorhersehbare Entwicklung genommen, als die Abstraktion – der Königsweg der Moderne – einen neuen Auftrieb bekommen hat.

Nachdem während der späten siebziger und frühen achtziger Jahre die gegenstandslose Malerei zeitweilig an den Rand gedrängt war und Künstler wie Anselm Kiefer, Sandro Chia, Enzo Cucchi, Walter Dahn und viele andere die Phalanx der Neofiguration anzuführen begannen, schien es so, als ob die abstrakte Malerei eine Sache der alten Herren oder der Nachzügler geworden war. Die Diskussion um die Postmoderne hatte sich streckenweise auf dieses Kontrastprogramm eingeschränkt.

Heute – nach wenigen Jahren – hat sich die Szene verändert, und aus den vielgestaltigen Tendenzen der Figuration heraus, neben diesen und durch sie hindurch, kam die Abstraktion zu neuen Ehren.

Wenn man bereits glauben mochte, daß mit der figurativen Fiktionalität und der Wiederkehr der Mimesis die Moderne und mit ihr die Abstraktion an ein Ende gelangt seien, wurde man nun eines anderen belehrt. Wir erlebten die Heraufkunft einer neuen Gegenstandslosigkeit, die – frei von allen Skrupeln eines konzeptionellen Malverbots – die Feste der Farben auf großen Leinwänden zu feiern verheißt.

An diesem Vorgang war besonders bemerkenswert, daß nicht nur die Verteidiger der modernen Tradition wie zum Beispiel Emilio Vedova oder Imi Knoebel erneut die Aufmerksamkeit auf sich zogen, sondern daß auch figurative Maler der Postmoderne wie etwa Sandro Chia oder Enzo Cucchi sich der Abstraktion zuneigten.

Greifen wir einen Maler wie Albert Oehlen heraus, der zu den Repräsentanten der Neuen Wilden gehörte und mit seinen zynisch-ironischen Aggressionen die zivilisierte Welt verspottete, so fällt ins Auge, daß Oehlen immer stärker zur Abstraktion überging und die gegenständliche Welt im Formengewoge seiner Farben versinken ließ. Großformatige Computerbilder mit schwarz gepixelten Schlieren sind das jüngste Ergebnis dieser potenzierten Abstraktion (Abb. 1).

Auch ein Georg Baselitz, dessen auf dem Kopf gemalte Bilder lange Zeit einen Schwebezustand zwischen Gegenständlichkeit und Abstraktion aufrechterhielten, tritt nun mit ungegenständlichen Bildern hervor (Abb. 2), welche die Tradition der Moderne, ganz ohne Umwege zu gehen, anrufen. Baselitz bezieht sich auf die geometrisierende Tradition konkreter Malerei, setzt aber diese in ein freieres Spiel pastoser Farbflecken um, so daß der geometrische Raster gestisch befreit erscheint.

Die neue Abstraktion erschöpft sich nicht in Reprisen des schon Bekannten. Ein Maler wie Helmut Federle setzt seine Abstraktionen wie bedeutungsvolle Symbole in das Bildfeld (Abb. 3), die eine uns rätselhaft erscheinende Mitteilung enthalten und weit davon entfernt sind, das Rechenkästchenkalkül der sogenannten konkreten Malerei eines Max Bill oder eines Victor Vasarely zu wiederholen. Die geometrische Form gewinnt eine fiktionale Perspektive, eine hintergründige Verrätselung. Günther Förg läßt sich zwar von den Balkenbildern eines Barnett Newman inspirieren, belebt aber durch den freien Duktus des Pinselstrichs die Flächen. Seine Bleibilder (Abb. 4) zielen auf den Kontrast zwischen dem blind oxydierenden Material,

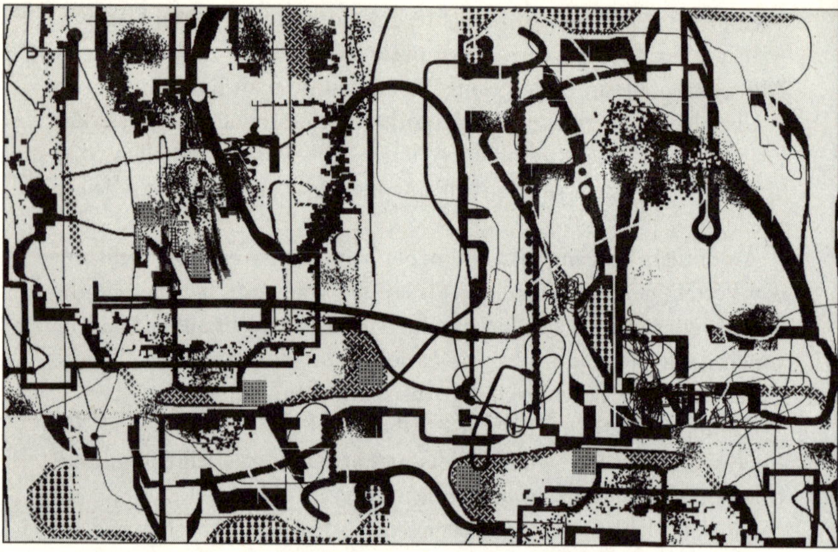

1 *Albert Oehlen, Ohne Titel, 1993, Siebdruck, Computerzeichnung, Acryl auf Leinwand, Karlsruhe, Zentrum für Kunst und Medientechnologie*

den Spuren des Zufalls und den scharf begrenzten Farbflächen der Geometrie. In allen diesen Fällen verbinden sich der Duktus individueller Handschrift und die Strukturen der Beliebigkeit mit der Strenge geometrischer Formen. Man könnte sagen, die reine Geometrie habe sich durch Individualität und Natur aufgewärmt.

Leitfiguren der neuen Abstraktion sind Per Kirkeby, Sigmar Polke und Gerhard Richter. Just in jenen Jahren – um 1980 –, als die Neuen Wilden und die Arte Cifra sich zu Wort meldeten, haben Sigmar Polke oder Gerhard Richter ihr ironisch-humoreskes oder subversiv-gebrochenes Verhältnis zur Malerei in demonstrativ offene Bejahung der Farbe verwandelt.

Polke hatte mit einem seiner frühen Bilder einige ungelenke abstrakte Formen auf die Leinwand gesetzt und in großen Buchstaben die bedeutungsvolle Unterschrift «Moderne Kunst» darunter geschrieben. Diese gekonnt ärmliche Komposition stellte den Inbegriff dar für gegenstandslose Malerei = Moderne. Auch in anderen Bildern – wie etwa dem ‹Streifenbild› (1967) oder dem unsäglich schlecht gemalten Bild ‹Lila Form› – hatte er in der Manier der Pop Art die volkstümliche Vorstellung von abstrakter Malerei

2 *Georg Baselitz, «Blonden anderer Stelle», 1992, Öl auf Leinwand*

persifliert. Später ließ Polke Gegenstandsanspielungen durch die Farbmalerei durchscheinen, um seit etwa 1982 die mimetischen Traumvisionen und Halluzinationen in reiner Farbe aufzulösen. In Verbindung mit gänzlich neuen Maltechniken begann Polke, die Abstraktion förmlich zu zelebrieren. Er erreichte nie gesehene Farb- und Formeffekte und gelangte auch technisch zu einer unerwarteten Auffrischung absoluter Malerei. Die während der vergangenen fünfzehn Jahre entstandenen Bilder (Abb. 5) führen die Abstraktion zu einem neuen Höhepunkt, zu einer Art «Hochrenaissance der Moderne».

Gerhard Richter hatte während der siebziger Jahre auf das konzeptuelle «Ende der Malerei» mit einer «Trotzdem-Malerei» geant-

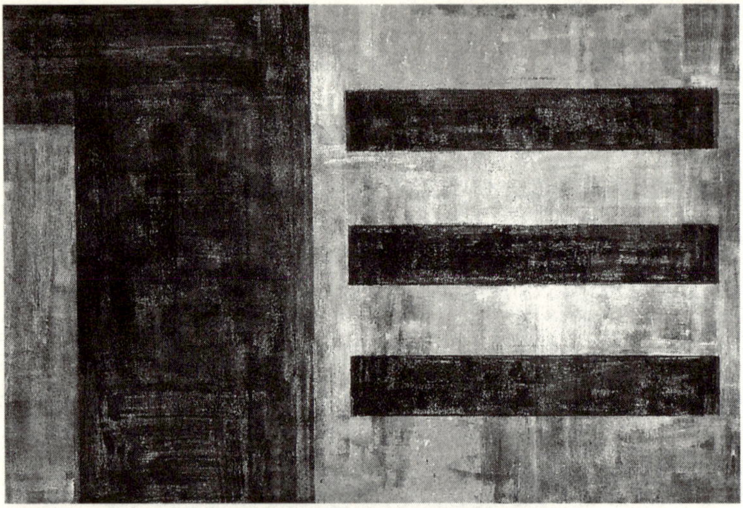

3 *Helmut Federle, Ohne Titel, 1991, Acryl auf Leinwand, Privatbesitz*

wortet und die Farben in Grau versinken lassen. Seine zermalten Grauflächen, die noch immer den Duktus des Pinselstrichs und damit die individuelle Machart erkennen ließen, wechselten ab mit sogenannter Fingermalerei, trüben Farbschlieren, welche die Leinwand gleichförmig bedecken. Es war eine Malerei am Rande des eben noch Möglichen, subversives Weitermalen trotz größten Zweifels; dann aber immer wieder mimetische Landschaften, Gegenständlichkeit, die sich den Ausweg aus dem abstrakten Dilemma offenhielt.

Seit 1977 entstanden – unverhofft – «Abstrakte Bilder» (Abb. 6), sprühende, durchleuchtete Farbräume, die zu großen Kompositionen und – ähnlich wie wenig später bei Polke – zu neuartigen Orchesterwerken großer Farbuniversen führten, mit denen die absolute Malerei eine festlich-aufrauschende Wirkung erzielte: «Hochrenaissance der Moderne». Richter hielt für alle diese Leinwände nur immer eine Bezeichnung, einen Titel bereit: «Abstraktes Bild».

Die Malerei ist mit den Werken dieser Künstler auf neuem Niveau gleichsam im Spiralschluß historischer Entfaltung zur klassischen Moderne zurückgekehrt und hinaufgestiegen. Es sind die aus der Massenproduktion heutiger Kommerzkunst herausragenden exemplarischen Werke eines authentischen Potentials der Gegenwartsma-

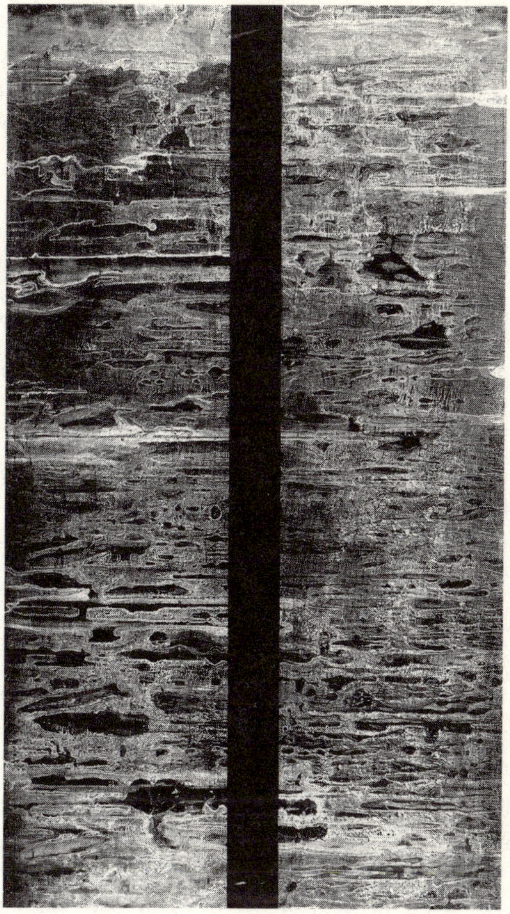

4 Günther Förg, Ohne Titel, 1990, Acryl auf Leinwand

lerei, die Anlaß geben, noch immer und dennoch an eine Avantgarde der Kunst zu glauben.

Aus alledem ziehe ich einen folgenreichen Schluß: Es könnte sein, daß die Formen der Moderne nicht einen Stil konstituieren, der vom Historismus der Postmoderne abgelöst wurde, sondern daß sie zu einem elementaren Sprachmaterial geworden sind, das sich fortan weiterentwickeln und variieren läßt, so wie die Formen der griechischen Klassik durch Jahrhunderte hindurch unterhalb einer jeden Stildefinition und als deren Basis fortgewirkt haben. Die Moderne wäre also nicht eingeschränkt auf eine «klassische Moderne», die im

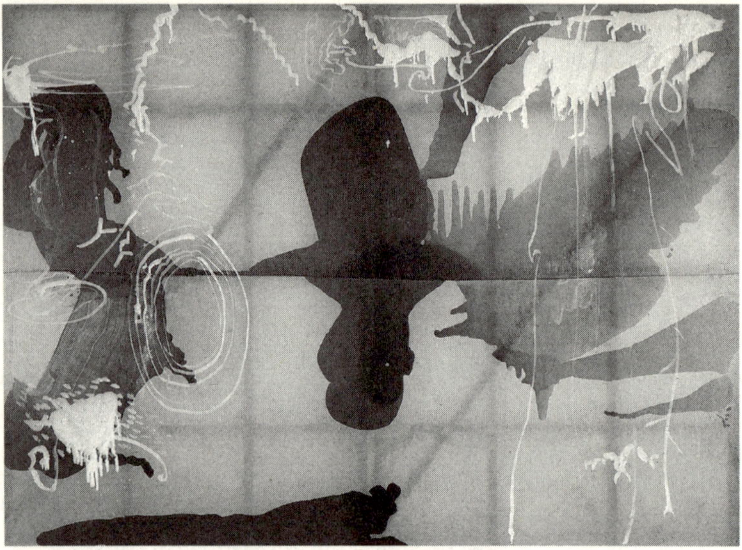

5 *Sigmar Polke, Trommelbild, 1992, Polyestergewebe, Kunststoffsieb*

neuerungssüchtigen Nacheinander der Stile abgelöst wird und vergeht, sondern die Moderne wäre eine Grundlegung – man könnte auch sagen eine Grammatik und ein Thesaurus von Vokabularien, die durch Stilveränderungen zwar variiert, nicht aber für ungültig erklärt werden. Die neue Abstraktion wäre nicht ein Rückfall, sondern eine weitere Entwicklung und eine durch Subjektivität und Fiktionalität angereicherte Sprache der Moderne, eine «Zweite Moderne».

Deutlicher noch gibt sich die neue Situation in der Architektur zu erkennen. Überhaupt wurden in der Geschichte der Künste die neuen Absichten eines Stilwandels in der Architektur häufig klarer ausgesprochen als in anderen Künsten. So gründet sich die gesamte Debatte der Postmoderne auf den Stilwandel in der Architektur seit etwa 1965. Die in der Baukunst gewonnenen Kategorien sind bis in die Philosophie hinein übernommen und gedanklich erweitert worden. Zumindest hat die Geschichte der Architektur am frühesten dazu herausgefordert, die Moderne nicht länger als ein dogmatisches Normensystem anzusehen, das durchgängig Geltung beansprucht. So war es ein Wagnis, in dem Berliner Symposion ‹Das Pathos des

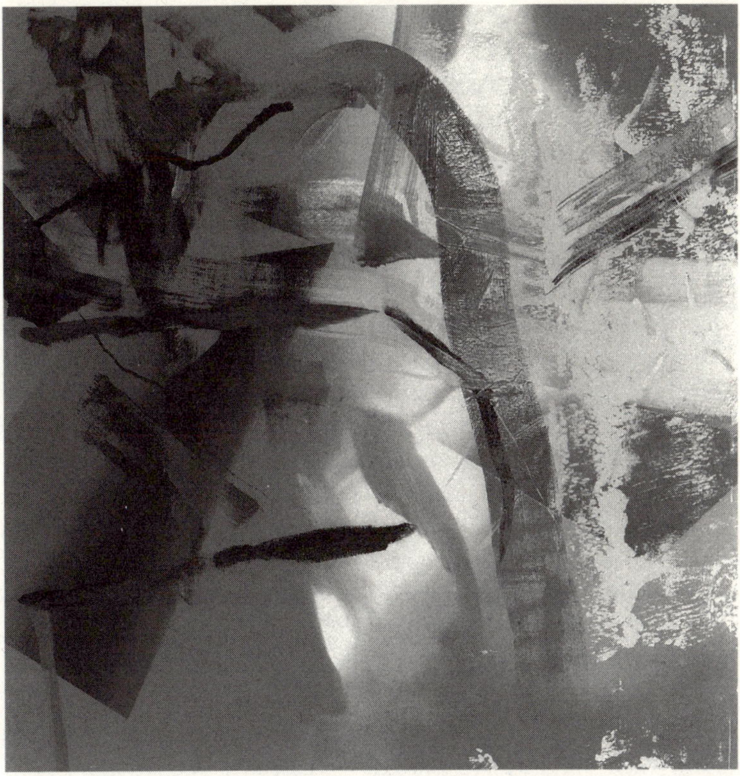

6 Gerhard Richter, Merlin, 1982, Dispersion auf Leinwand

Funktionalismus› des Jahres 1975 zum erstenmal von einer «klassischen Moderne» zu sprechen. Damit war angedeutet, daß die seinerzeit jüngsten Entwicklungen nicht mit den Voraussetzungen der Avantgarde konform gingen. Die neu entstandenen historisierenden Tendenzen des Bauens widersprachen ganz offensichtlich den Setzungen der Avantgarde. Aber die Architekten dieser Jahre nutzten das historisierende Vokabular, das sie mit einem durchaus modernen zu verbinden wußten, nicht willkürlich zur Zelebration bloßer Nostalgie. Vielmehr verfolgten sie, auch im Namen des neuerwachten Bewußtseins des Denkmalschutzes, einerseits die Integration neuer Architektur in den vorgegebenen historischen Zusammenhang, um gleichzeitig das andere Versprechen einzulösen, das neue Bauen aus seiner monotonen Gleichförmigkeit und Inhaltslosigkeit zu befreien. Die Kisten und Kästen des Funktionalismus lieferten die Umrisse einer stadtfeindlichen und darstellungsarmen Architektur. Die Rückgewinnung einer darstellerischen Absicht, also die Resemantisierung des Bauens und damit auch die Rückgewinnung des Kunstcharakters der Architektur, ihre Fiktionalisierung, ihre poetische Scheinhaftigkeit, die sie gegen die Realität setzt, waren die entscheidenden Leistungen der sogenannten Postmoderne.

Der Architektur eine Sprache zurückzugeben bedeutete zunächst, entgegen den Dogmen der Avantgarde sich auch des historischen Vokabulars zu bedienen, womit scheinbar ein Sündenfall gegen die Moderne begangen wurde. Was zur Debatte stand, war – vordergründig – Nostalgiekritik, ohne daß gemeinhin der wesentliche Antrieb postmodernen Bauens erkannt wurde, nämlich die Fiktionalität des Kunstwerks, also seinen poetischen Scheincharakter gegenüber dem bloßen Funktionieren als Realität des Lebens, zurückzugewinnen.

Heute hat sich diese Situation wiederum verändert. Ohne behaupten zu wollen, daß die Bezüge zur *Geschichte* der Architektur endgültig aufgegeben seien, können wir doch beobachten, daß die Sprache der Architektur erneut auf die Gegenwart bezogen wird. Immer mehr rücken die Architekten von den Krücken des Historismus ab. Um wieder sprechen zu können, bedarf es nicht einer modern assimilierten historischen Sprache. Wir sprechen, um einen Begriff von Jürgen Habermas zu gebrauchen, «selbstbegründet». Selbstbegründung der Moderne bedeutet, die bloße Zweckmäßigkeit des Bauens mit Hilfe einer gegenwärtig relevanten Darstellung zu überwinden. Darstellung heißt Fiktion, heißt die Gestaltung von Inhalten unter der Voraussetzung dichterischer und narrativer Phantasie. Zum Beispiel sind jüngst Bauten zustande gekommen, die als Darstellungsinhalt ein durchgängiges Thema veranschaulichen, nämlich glatte Perfektion und hermetische Ganzheit zu zerbrechen. So etwa haben Coop Himmelblau mit ihren Entwürfen (Abb. 7) das schwierige Zustandekommen eines Ganzen, die drohende Zersplitterung und Auflösung des Bauwerks zum Thema ihrer poetischen Architekturfiktionen gemacht, Gegenentwürfe gegen die Kisten und Kästen moderner Zweckarchitektur. Hier wird einer nicht historisiereden, selbstbegründeten Architektur ein bedeutungsvoller Inhalt angedichtet, der die Fiktion des schwierigen Aufrechterhaltens des Ganzen zur Anschauung bringt. Ein Vorläufer war der russische Konstruktivismus der zwanziger Jahre. Und Rückgriffe auf die Klassische Moderne haben die Dekonstruktivisten der Gegenwart nie verleugnet. So läßt sich der Bogen über die Postmoderne hinweg zur Klassischen Moderne zurückschlagen, um aus der Tradition der Moderne, dieser untergründig weiterwirkenden Sprache der Avantgarde, eine neue Perspektive für die Fortsetzung der Moderne zu gewinnen.

Wie sehr die Klassische Moderne wieder in den Blick geraten ist, beweisen die jüngsten Bauten einer sogenannten Neuen Einfachheit, die sich in vielerlei Hinsicht kaum von der Architektur der Klassischen Moderne unterscheiden (Abb. 8). Beinahe wörtlich wird die Sprache der Avantgarde wiederaufgenommen, und die Rückkehr zu den primären «Körpern unter dem Licht», wie Le Corbusier es formulierte, wird zum demonstrativen Gestus. Solange dies mit einem ästhetischen Bewußtsein geschieht und die Architekturform bis in das Detail hinein geschliffen erscheint, also der *Unterschied* zur Zweckarchitektur aufrechterhalten wird, mag dies ein gangbarer Weg sein. Doch lauert in dem Begriff «Neue Einfachheit» nur wieder die Gefahr, ihn dreist für billigste Zweckarchitektur zu vereinnahmen und diese mit dem hehren Puritanismus des Einfachen zu verklären. Hoffentlich auf geläuterter Ebene kann die Sprache der Avantgarde wieder aufgenommen werden, und hoffentlich sitzt der Schock vergangener Stadtzerstörung tief genug, um nicht in einen Bauwirtschaftsfunktionalismus, wie er jetzt wieder in Berlin droht, zurückzufallen. Dies also wäre eine Gefahr der Zweiten Moderne, keineswegs Aufbruch, sondern Regreß.

Zuletzt kehre ich zu den Medienkünsten zurück, welche die Entstehung einer Zweiten Moderne von einer anderen Seite her bestätigen mögen. Es geht um die technischen und bewegten Bilder, also das Video und die Videoinstallation. Bewegte Bilder, so wie sie seit etwa 1985 in Form der Videoskulptur Verbreitung gefunden haben, sind neue, den Film an Spontaneität überbietende Ausdrucksmittel, die das Spektrum der Künste nicht nur erweitert, sondern auch neue Erzählungen und neue Fiktionen wieder zugelassen haben. Dieser Vorgang ist durchaus zu vergleichen mit der Erfindung von Holzschnitt und Kupferstich im 15. Jahrhundert, den neuen Kunstgattungen der Renaissance, die zum ersten Mal die Vervielfältigung und Massenverbreitung von Bildern erlaubten. Die Anerkennung der Photographie als eine Kunstgattung während der vergangenen zwei Jahrzehnte war der erste Schritt zur Verbreiterung der Gattungsbasis.

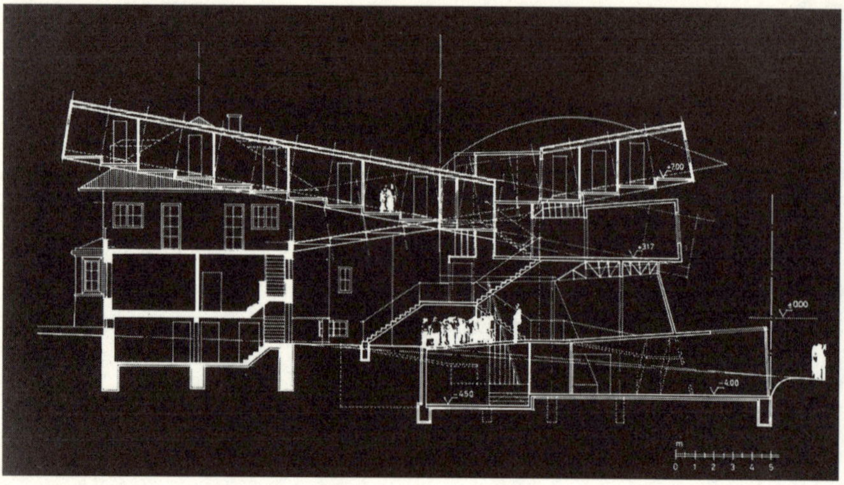

7 *Coop Himmelblau, Merz Schule, Stuttgart, 1981ff.*

Die Integration des bewegten Bildes in die Institutionen der Künste war ein noch folgenreicherer Schritt. Mit ihr wurde ein neuer konkurrierender Bildbegriff neben dem sogenannten stillen Bild der klassischen Künste zugelassen. Das bewegte Bild definiert die Phase der Zweiten Moderne neu. Nicht bestätigender Rückgriff auf die Anfänge einer Klassischen Moderne liefert die Begriffe, sondern die Durchschlagskraft eines neuen Mediums, mit dem zwar die zur Kontemplation auffordernde Aura des stillen Bildes gewichen ist, statt dessen aber die in der Zeit sich entfaltende Erzählung, die Fiktion einer Handlung oder das Gedicht bewegter Formen möglich wurden. Immerhin haben die in Bewegung gesetzten abstrakten Bilder im Experimentalfilm der Klassischen Moderne ihre Wurzeln, so daß sich zumindest aus einer solchen Gattungsperspektive auch hier eine Verbindung zur Avantgarde, etwa zu Hans Richter und Viking Eggeling, erkennen läßt. Doch die Videoinstallation hat nicht den Film des Jahrhundertbeginns, sondern das gepixelte Fernsehbild als Ursprung. Aber wenn die sinnliche Realität der Fernsehwelt der Tendenz unterliegt, die Differenz zwischen Schein und Wirklichkeit aufzulösen, behauptet die Videoinstallation bei Nutzung des gleichen Rohmaterials der bewegten Bilder die poetische Differenz zwischen Kunst und Leben. Während das Monitorbild des Fernsehens vorgibt,

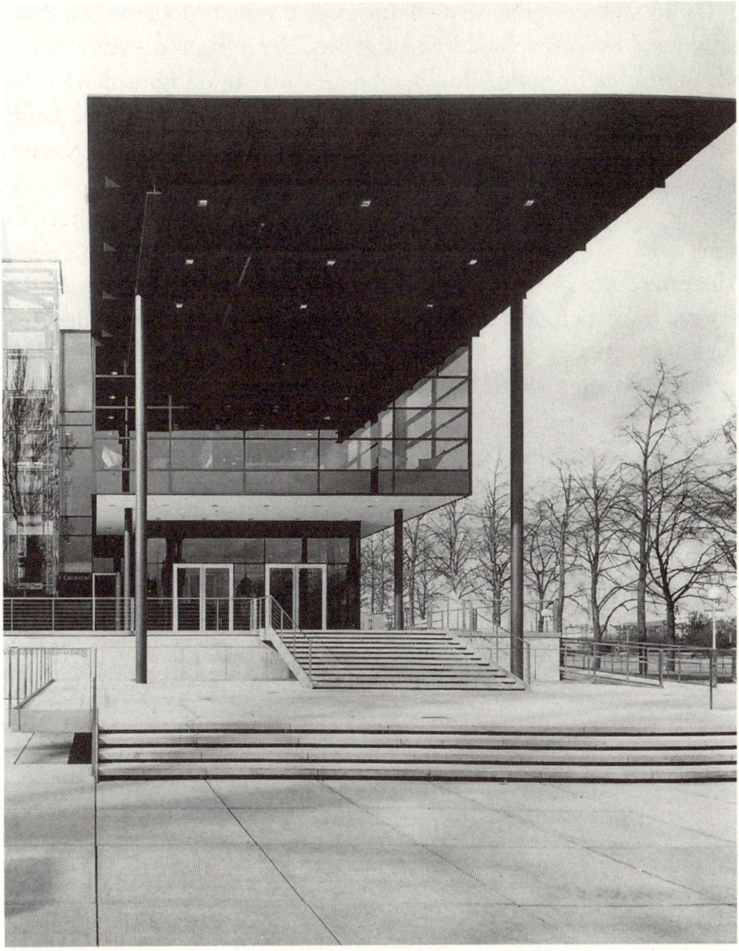

8 Peter Kulka, Sächsischer Landtag, Dresden, 1994

Schein und Sein in eins zu setzen und mit der Härte der Realität den Schein der Illusion auszulöschen trachtet, erzählen die Bilder der Videokunst die neuen, alten Geschichten. Was im stillen Bild der Malerei und der Skulptur kaum noch geglaubt werden kann und wo die Andringlichkeit fiktionaler Täuschungsmanöver durch bewußtmachende Erkenntnis entlarvt ist, dort setzen die bewegten Bilder ein und rufen die erdichteten Welten, ja auch das Bild des Menschen in die Anschauung zurück.

Damit stellt sich die Medienkunst der Zweiten Moderne der Position der Klassischen Moderne entgegen. Denn wenn die Avantgarde des Jahrhundertbeginns ihre besondere Antriebskraft aus der Forderung bezogen hat, die Kunst in das Leben zu überführen und damit den schönen Schein aufzuheben und das Ästhetische zu entgrenzen, so behauptet die Medienkunst diese Grenze – gegen die TV-Realität – mit Entschiedenheit neu. Damit setzt sie die Fiktionalität der Kunst, so wie die Postmoderne sie restituiert hat, in die Zweite Moderne fort. Es scheint, als könne aus dieser Differenz die Kunst erneut Kraft beziehen und als könne sie auf diesem Wege die Antriebskraft gewinnen, die Schwelle zum kommenden Jahrhundert mit gesammelten Kräften zu überschreiten.

Faßt man alle diese Zeichen zusammen, so könnten wir im Fin de siècle des 20. Jahrhunderts nicht so sehr einen müden Abgesang, sondern eine Wendung hin zu einem offenen Horizont erkennen.

Probleme der Moderne – Für eine Zweite Moderne

Von Peter Weibel

Mein Beitrag wird sich speziell mit dem Begriff der «Zweiten Moderne» beschäftigen, den Heinrich Klotz in die Diskussion eingebracht hat. Ich werde – um das vorauszuschicken – als Partisan dieser Zweiten Moderne argumentieren. Gelegentlich werde ich aber auch eine andere Rolle einnehmen – ein bekanntes Spiel der Postmoderne, das Spiel mit verschiedenen Rollen.[1]

Positionen der Moderne

Ich möchte versuchen, durch eine Art Begriffsanalyse folgende Fragen zu beantworten: Was ist Moderne, Modernismus, Neo-Moderne, Postmodernismus und was ist die Zweite Moderne? Warum sprechen wir nicht einfach weiterhin von einer Kunst der Moderne?

Was waren die Probleme der Moderne, die zu einer Postmoderne und zu einer Zweiten Moderne führten? Nach der traumatischen Erfahrung des Zweiten Weltkriegs, des Faschismus, des Stalinismus und des Holocaust stand Europa vor schwierigen Aufgaben und Alternativen. Es hätte die Chance gehabt, die Ursachen zu analysieren, die zu dieser Unterbrechung der Moderne geführt haben. Diese Selbstanalyse hätte aber mehr bedeutet als nur Entnazifizierung. Eine solche Selbstanalyse hat jedoch nicht stattgefunden, darunter leidet der Begriff der Moderne bis heute. Und das ist einer der Gründe, weshalb wir versuchen, den Begriff der Zweiten Moderne zu entziffern.

Europa hätte sich fragen müssen: Wie ist es zur faschistischen Barbarei mitten im modernen, kultivierten Europa gekommen? Europa hat offensichtlich nicht nur die Ideen der Moderne, der Revolution, der Freiheit und der Demokratie hervorgebracht, sondern auch die Diktatur, den Faschismus, den Totalitarismus, den Völkermord, den Chauvinismus, den Rassenwahn. Europa hätte sich fragen müssen, inwieweit die europäische Kultur nicht selbst an den Ursachen dieser traumatischen Erfahrung der Barbarei mitgewirkt hat, inwieweit die Elemente der Konstruktion der Moderne nicht auch als Bauelemente des Faschismus, des Stalinismus und des Nationalismus gedient haben können. Haben die Widersprüche, welche die Moderne seit Beginn begleiten, nicht selbst zu antimodernistischen, antimodernen Lösungen gedrängt?[2] Haben die Widersprüche der Moderne nicht allein den Widerspruch des Faschismus erzeugt, im buchstäblichen Sinne: den Gegenspruch? Und ebenso partiell den widersprüchlichen Faschismus selbst, weil dieser ja zum Teil selbst modern gewesen ist? Europa hat also im 19. Jahrhundert die Moderne hervorgebracht und im 20. Jahrhundert die totalitären Systeme. Gibt es hier einen Zusammenhang und worin könnte er bestehen? Europa konnte sich nicht aus eigener Kraft vom Faschismus befreien. Denn erstens waren die Kräfte der Moderne vernichtet und ihre Protagonisten vertrieben, zweitens vertrat eine Majorität in Europa selbst den Faschismus. Europa konnte sich also nicht selbst befreien. Dies mußten außereuropäische Nationen tun. Die europäische Geschichte war 1945 am Ende. Zwar nicht die Geschichte selbst, aber – meiner Auffassung nach – die Moderne, weil ein partieller, verborgener Zusammenhang zwischen der Konstruktion der Moderne und den totalitären Systemen besteht.

Nun gibt es nach diesem Bruch mehrere Möglichkeiten, das Projekt der Moderne wieder aufzunehmen. Der erste Versuch war die Neo-Moderne. Die Neo-Moderne der fünfziger Jahre setzte auf naive Weise das Projekt der Moderne fort, zum Teil mit demselben Personal, das sich in den Jahrzehnten davor opportunistisch oder voluntaristisch an die totalitären Systeme angepaßt hatte, als hätte es keine Unterbrechungen und kein Scheitern gegeben. Lucio Fontana zum Beispiel hatte einen großen Anteil an der Schaffung des faschistischen Vokabulars in Italien und wurde dann später ein Protagonist der Neo-Moderne. Dasselbe gilt für Josef Hoffmann, den Österreicher, der zum Beispiel 1940 das ‹Haus der Wehrmacht› in Wien baute. Diese Künstler gehörten vor dem Krieg zur Moderne, im Krieg waren sie Sympathisanten des Faschismus, nach dem Krieg sogenannte Neo-Moderne.

Die totalitären Systeme des Faschismus, Nationalismus, Kommunismus haben also auf mehrfache Weise die Moderne unterminiert und gebrochen. Erstens durch die teilweise Kollaboration von Modernisten wie Tommaso Marinetti, den Fauves, Wyndham Lewis, Ezra Pound, Gottfried Benn, Lucio Fontana und anderen mit dem Faschismus und dem Nationalsozialismus – also durch eine Art Inversion, die vom Modernismus selbst ausgegangen ist. Zweitens durch das gewaltsame historische Abbrechen des Projektes der Moderne durch die Vernichtung und durch die Vertreibung ihrer Vertreter. Drittens wurde durch die Unterdrückung des Bruches die Moderne auch nach 1945 weiterhin an ihrer Entfaltung gehindert – und das ist der entscheidende Punkt, von dem die Zweite Moderne ihren Ausgang nimmt, denn sie reflektiert diesen Bruch. Mit der Unterdrückung des Bruches meine ich, daß dieser nicht als solcher kenntlich gemacht und wahrgenommen wurde. Die Nationalsozialisten waren zumeist in ihren Ämtern und Institutionen geblieben und bekämpften weiterhin die Moderne, nur war das Vokabular ein bißchen gedämpfter. Statt von «entarteter Kunst» (1937) sprach man etwa zehn Jahre später vom «Verlust der Mitte» (Hans Sedlmayr). Zudem blieben die Vertriebenen ja im Exil oder wurden aktiv an ihrer Rückkehr gehindert.

An dieser Unterdrückung des Bruches beteiligten sich aber auch die naiven Neo-Modernisten, die sowohl den Bruch selbst als auch die Analyse der Ursache unterdrückten. In Mailand oder in Paris, von Lucio Fontana bis zu Yves Klein, tat man so, als hätte es keinen Bruch im Projekt der Moderne gegeben. Eine Selbstanalyse fand nicht statt, sondern man führte auf naive Weise die Formalismen und die Sprache der Moderne weiter. Die ideologische Kritik der Moderne wurde daher zu einer legitimen Aufgabe der Postmoderne, der sie sich dankbar gestellt und die sie gerne übernommen hat. Die Selbstanalyse der Moderne ist Aufgabe der Zweiten Moderne.

Bevor wir aber fragen, wie könnte die Kritik an der Moderne lauten, müssen wir uns zunächst die Frage stellen: Was ist und was bedeutet die Moderne? Ist die Moderne ein Stil wie Barock, Renaissance oder Rokoko? Normalerweise sagt man sofort: Natürlich nicht! Andererseits wird immer wieder behauptet, man könne eine formale Definition dessen geben, was moderne Zeiten sind, was die Moderne ausmacht. Das heißt, die Moderne ist also doch nicht nur ein Epochenbegriff, der eine bestimmte Dekade bezeichnet. Die Moderne muß bestimmte Stilelemente enthalten, auch wenn sie unterschiedliche Stilrichtungen übergreift, weil es ja so viel Gegenwartskunst gibt, die wir nicht als modern bezeichnen, obwohl sie in der Epoche der Moderne entstanden ist. Wir können das Problem nicht lösen, indem wir sagen, die Moderne sei nur eine Epochenbezeichnung. Wir tun besser daran zu fragen: Was ist das Problembewußtsein der Moderne? Welches sind ihre Theoreme, welches ihre Axiome? Ein Haupttheorem ist die Abstraktion und die Ungegenständlichkeit, ein zweites die Entgrenzung von Kunst und Leben. Daraus können wir folgern: Wann immer eine Kunst auftritt, die sich mit der Entgrenzung von Kunst und Leben und deren Fusion beschäftigt, setzt sie das Projekt der Moderne fort. Sie kann dieses Projekt jedoch kritisch fortsetzen, verwandeln, die Mängel des ersten Ansatzes in der Moderne zeigen und wird dadurch eine Zweite Moderne. Die Kunst kann dieses Projekt aber auch ablehnen, dann gehört sie teilweise zur Postmoderne. Kunst kann aber auch so tun, als hätte es keinen Krieg gegeben, und dann handelt es sich um Neo-Moderne.

Gelten für alle Kunstrichtungen, die wir als Moderne erfassen, überhaupt diese beiden Grundvoraussetzungen: Abstraktion und Ungegenständlichkeit, Entgrenzung von Kunst und Leben? Zur Beantwortung dieser Frage greifen wir auf den Begründer des Museum of Modern Art in New York, Alfred H. Barr, zurück. Barr hat als erster sein Museum nicht nur Museum oder Barockmuseum oder Rokokomuseum genannt, sondern das 1929 gegründete Museum trug den Namen ‹Museum of Modern Art›. Die moderne Kunst wurde also institutionell begründet und definiert. Das ist ein Novum. Eine Institution übernimmt die Macht der Definition. Das Museum inthronisierte Kunst, moderne Kunst, und wurde aufgrund dieser Definitionskraft mächtiger als Kritikertum, KünstlerInnen und Galerien. Auf die Frage «Was ist moderne Kunst?» können wir also antworten: «Das, was im Museum moderne Kunst steht». Zur Moderne gehört also von Anfang an ihre Institutionalisierung. Kritik an der Institutionalisierung ist Teil der Zweiten Moderne. Was das Museum of Modern Art in seinen Mauern birgt, von der Architektur bis zum Film, gilt als moderne Kunst. So tut man gut daran nachzufragen, was Barr unter moderner Kunst verstanden hat. Barr stellte eine inzwischen berühmte Liste auf, gleichsam eine Chronologie und Genealogie der Moderne.[3] Der Stammbaum der Moderne beginnt für ihn 1890 mit dem Neo-Impressionismus, geht mit dem Synthetizismus weiter, er erwähnt den multikulturellen Einfluß – die japanischen Drucke, den Nahen Osten und die afrikanischen Skulpturen –, dann folgen Kubismus, Fauvismus, Futurismus, Orphismus und so fort. Häufig allerdings wird unterschlagen, daß die meisten Maler des Fauvismus Kollaborateure des Vichy-Regimes waren, daß der Futurismus die Staatskunst des italienischen Faschismus darstellte. Nach Barr geht es weiter mit Suprematismus, Konstruktivismus, er benennt explizit die Maschinenästhetik als Teil der Moderne. Zwar kann diese noch nicht als Medienästhetik gelten, aber es ist klar, daß aus dieser Maschinenästhetik und aus dem berühmten Satz von Raoul Hausmann und George Grosz «Es lebe die Maschinenkunst Tatlins!» unter anderem auch die heutige Medienästhetik erwachsen ist. Es folgen der Dadaismus, de Stijl, das Bauhaus, der Internationale Stil in der Architektur, dann erstaunlicherweise der Surrealismus an, und am Ende stehen, 1935, die geometrisch abstrakte Kunst und die nichtgeometrische abstrakte Kunst. Barr erwähnt zwischen 1910 und 1915 auch noch den Expressionismus in seiner abstrakten Spielart.

Ausgeschlossen ist – sei es durch Unkenntnis oder durch ideologische Vorbehalte – der russische Produktivismus. Barr hatte zwischen 1927 und 1928 Europa, auch Sowjetrußland besucht, bevor er diese Liste aufstellte, doch der Produktivismus als Ergebnis des Konstruktivismus war ihm wahrscheinlich zu kritisch. Die Neue Sachlichkeit wiederum war ihm nicht abstrakt genug, die Kunstpraktiken der Pittura metafisica, des Divisionismus und Symbolismus hat er aus anderen ideologischen Gründen nicht in seine Liste aufgenommen.

Gemäß Barr liegt damit ein Kanon vor, der die moderne Kunst definiert, die erstaunlicherweise vom Impressionismus bis zum Surrealismus reicht. Heute wissen wir, daß der Surrealismus schon die erste Kritik am Projekt der Moderne gewesen ist. Denn wenn wir unter der Moderne den Anspruch der europäischen Rationalität auf Transparenz verstehen, dann erkennen wir, daß der Surrealismus eine Gegenposition eingenommen hat, daß dieser Anspruch auf Transparenz der Freud-Nachfolge nicht einzulösen ist, weil es das Opake, das Unbewußte, gibt.[4] So zeigt der Surrealismus bereits die Problematik eines naiven Begriffs der Moderne, weil er – im Schoß der Moderne geboren – gleichzeitig schon eine Kritik an der Moderne darstellt.

Läßt sich eine ähnliche Liste auch für die Zeit nach 1945 aufstellen? Würde eine solche Liste Sinn machen? Würde man die Positionen dieser Liste noch einmal als «moderne Kunst» bezeichnen? Paßten in diese Bewegung der Moderne alle Kunstbewegungen nach 1945? Oder sollten wir besser unterscheiden in Postmoderne, Neomoderne, Zweite Moderne? Mir erscheint eine solche Unterscheidung sinnvoll, weil sie uns Kriterien liefert, mit denen wir die Werke der Gegenwartskunst und der Kunst nach 1945, von denen ich später

Beispiele geben werde, besser evaluieren können. Bedeuten diese Kunstrichtungen der Postmoderne, der Neo-Moderne, der Zweiten Moderne Kontinuitäten oder Brüche gegenüber der modernen Kunst von 1945? Auch hierauf gibt es verschiedene Antworten.

Versuchen wir nun, die Barrsche Liste weiterzuführen: Nach 1945, genaugenommen ab 1940, gibt es den Abstrakten Expressionismus, den Tachismus, das Informel. Dann folgen in den späten fünfziger Jahren Action Painting, Happening, Situationismus, Fluxus, die partiell als Neo-Moderne zu verstehen sind. Ab 1960 schließen sich Aktionismus, Expanded Cinema, Avantgarde Film und die neuen Realisten an. Man muß hier betonen, daß ein wesentlicher Beitrag zu dieser Aufbruchstimmung der ungegenständlichen Abstraktion, der Entmaterialisierung, der Lichtmetaphorik, der Entgrenzung – der Fusion der Künste eben – aus dem Film, aus der Kunst des bewegten Bildes stammt, was immer wieder unterschlagen wird. Wir finden dann anschließend Intermedia- und Multimedia-Ereignisse. Wir haben Experiments in Art & Technology von Ivonne Rainer, Robert Rauschenberg und anderen. Ende der sechziger Jahre folgt die Videokunst. Wir haben Pop Art, Op Art, Concept Art, Minimalismus, Strukturalismus, Land Art, Arte povera. Wir haben 1970 Performance-Kunst, Body Art, postmoderne Architektur und ab 1980 Wilde Malerei, Neo-Geo, Trans-Avantgarde, Graffiti. Zur gleichen Zeit gibt es Appropriation Art, Simulationskunst, die dekonstruktivistische Architektur, die digitale Kunst, die Neuen Medien und zu Beginn der neunziger Jahre die Kontext-Kunst. Die letzteren Kunstrichtungen, von Appropriation Art über Neue Medien bis Kontext-Kunst sind Beispiele dessen, was wir Zweite Moderne nennen könnten. Warum? Dies versuche ich im weiteren auszuführen.

Probleme der Moderne

Sieht man sich nun diese Liste an und vergleicht sie mit der ersten von Alfred Barr, so kann man fragen: Schließt sie nahtlos an die vorhergehende an? Stellt sie ein Kontinuum, eine Entfaltung der Theoreme der ersten Liste dar? Wenn ja, dann brauchte ich keinen Begriff wie den der Postmoderne oder den der Zweiten Moderne. Oder brauche ich zur Charakterisierung dieser Periode den Begriff Nach-Moderne, wie der Post-Strukturalist sagen würde, weil die Moderne genau diesen Zeitraum umfaßt und von diesen Stilen, die Barr definiert hat, bestimmt wird. Also ist *per definitionem* alles andere Nach-Moderne? Dieser Standpunkt wäre jener der Postmoderne, die mit Begriffen wie Nach-Geschichte – Posthistoire – arbeitet. Für jemanden, der das Spiel der Postmoderne nicht mitmacht, gibt es keinen Grund, dies als Nach-Moderne zu bezeichnen. Brauchen wir den Begriff der Zweiten Moderne denn überhaupt?

Wenn wir die Unterscheidung zwischen Erster und Zweiter Moderne treffen wollen, müssen wir noch einmal näher auf den Stammbaum der Moderne von Barr eingehen, mit dem er nicht nur einen Epochenbegriff eingeführt hat. Er subsumiert darunter ein Bündel von Stilen, die dennoch Gemeinsamkeiten haben: zum Beispiel die Abstraktion, die Derealisierung, die Entgegenständlichung, die Entmaterialisierung, die Maschinenästhetik und gleichzeitig auch immer deren Gegenteil, weil beides zusammen die Dialektik der Moderne ausmacht. Das Gegenteil von Abstraktion wäre die Gegenständlichkeit. Der Entgegenständlichung steht die Reifikation, die Verdinglichung des Ready-made von Duchamp entgegen, der Rationalität des Bauhauses das Unbewußte des Surrealismus. Der Maschinenästhetik korrespondiert die Vergeistigung der Kunst durch Kandinsky, dem Subjekt des Künstlers das Kollektiv des Produktivismus. Die Moderne hat also das Hauptgewicht zwar auf die Abstraktion, Derealisierung, Entgegenständlichung, Maschinenästhetik und Subjektivität gelegt. Aber gleichzeitig hat sie auch schon deren Gegenteil erzeugt.

Man kann nun aber nicht sagen, die linke Reihe – das Rationale, Apollinische – sei die reine Moderne, und die rechte Reihe – das Dionysische und das Unbewußte – bezeichne die Anti-Moderne. Gerade aus diesen Widersprüchen der Moderne, aus der Vielfalt ihrer Stile und der von ihr geförderten Gleichzeitigkeit entstanden nach der faschistischen und der nationalsozialistischen Zäsur eben jene Bewegungen, die wir heute Neo-Moderne, Postmoderne und Zweite Moderne nennen.

Das erste Theorem lautet daher: Die Moderne hat aufgrund ihrer Widersprüche zwangsläufig diese Begrifflichkeit erzeugt. Neo-Moderne, Postmoderne, Modernismus und Zweite Moderne sind aus den Widersprüchen der Moderne und ihren verschiedenen Lösungsvorschlägen entstanden. Nicht ohne Grund heißt das erste bedeutende Werk zur postmodernen Architektur ‹Komplexität und Widerspruch in der Architektur› (Robert Venturi). Unsere Museen, um das nebenbei zu bemerken, tun so, als gäbe es dieses verwirrende Spiel der Stile nicht, als ginge sie der Diskurs der Moderne gar nichts an. Diese Museen heißen immer noch ‹Museum für moderne Kunst›, und auch Neugründungen heißen noch immer so, obwohl sie ganz andere Kunstrichtungen beherbergen. Ein modernes Museum müßte ein Museum sein, das tatsächlich moderne Kunst nach Barr zeigt. Ein schönes Beispiel für dieses Paradox ist das Museum moderner Kunst in Frankfurt am Main. Es zeigt gar nicht moderne Kunst, denn das hieße: Kandinsky, Malewitsch, Magritte, Duchamp usw., sondern es zeigt im besten Falle Gegenwartskunst. Es gibt zur Zeit kein Museum für Postmoderne – aber vielleicht ist Heinrich Klotz dabei, ein Museum der Zweiten Moderne aufzubauen.

An dieser Taubheit der Museen gegenüber den Geräuschen des modernen, postmodernen und modernistischen Diskurses kann man erkennen, daß die meisten Museen gar nicht wirklich an der Kunst interessiert sind. Die meisten sammeln ohnehin nicht. Und wenn sie etwas sammeln, dann höchstens gemäß der Tageskurve und nach den modischen Tagesaktivitäten. Wir können uns aber eine solche Naivität und Reduktion der Gegenwartskunst nicht leisten und wollen daher fragen: Ist der von mir eingangs erwähnte Zusammenhang zwischen dem Entstehen der Moderne und dem Entstehen von Diktaturen und totalitären Systemen in Europa ein begründbarer Zusammenhang oder ist er rein zufällig? Wenn er begründet ist, was andere und ich vermuten, dann ist dies der erste Ansatz der Kritik an der Moderne und führt zum zweiten Theorem. Postmoderne und Zweite Moderne sind verschiedene Formen der Kritik an der Moderne

Die Kritik an der Moderne kann natürlich von zwei Standpunkten aus erfolgen, vom immanent modernen Standpunkt oder von einem konservativen aus. Insofern muß man bei der postmodernen Diskussion unterscheiden zwischen konservativer Postmoderne, die sich meistens – meiner Auffassung nach – in der postmodernen Architektur manifestiert hat, und der progressiven Postmoderne, wie sie das Projekt von F. J. Lyotard vorgetragen hat. Lyotard hat die Moderne von einer modernistischen Position aus kritisiert und redigiert. Denn die Moderne hat selbst eine Menge Probleme produziert, die sie verdrängt hat und derer sie sich nicht bewußt war: nämlich das Machtproblem, das Nationalproblem, das Hegemonieproblem. Zum Beispiel hat die europäische Kultur hegemonial ihre eigene partikuläre Kultur als universale, weltweit verbindliche Kultur verkauft.

Eine Antwort auf diese verdrängten Probleme der Moderne hat die Neo-Moderne aber nicht geleistet, sie war zu naiv, sie hat diese Komplizenschaft eines Teils der Moderne mit den totalitären Systemen nicht bemerkt.

Andere Antworten, nämlich die kritische Kontinuität der Moderne und der kritische Bruch mit der Moderne durch die Postmoderne, und zwar genaugenommen durch die progressive französische Postmoderne des Poststrukturalismus, oder durch das Konzept der Zweiten Moderne, sind die eigentlich interessanten.

Ich möchte nun ein paar Beispiele für die Kontinuität und den Bruch geben. So kann man sagen: Happenings und Events sind Fortsetzungen des Dadaismus, Medienkunst ist eine Fortsetzung der Maschinenästhetik, Op Art eine der geometrischen Abstraktion der dreißiger Jahre, die Neuen Wilden und die Neo-Geos sind, wie die Namen schon sagen, Fortsetzungen des Fauvismus, Expressionismus und der geometrischen Abstraktion.

Aber nicht immer läßt sich eine bruchlose Tradition konstatieren. Nehmen wir ein schwieriges Beispiel wie die dekonstruktivistische Architektur, die natürlich formal Ähnlichkeit hat mit der dynamischen Diagonalen von De Stijl und dem Linearismus von Alexander Rodtschenko und mit der diagonalen Komposition des russischen Konstruktivismus insgesamt. Aber diese formale Ähnlichkeit täuscht über eine grundlegende innere Differenz hinweg. Die Lektüre von Jacques Derrida hat die anfänglich naiven, neomodernistischen Architekten, die sich sogar noch in den sechziger Jahren, wie zum Beispiel Coop Himmelblau, an neomodernistischen, naiv-utopischen Projekten persönlich beteiligt haben, dazu gebracht, nicht nur diesem Vokabular zu mißtrauen, sondern sogar dem eigentlichen Kern der Architektur, dem Ort.

Architektur ist bekanntermaßen die Kunst des Raumes oder die Kunst des Ortes. Diese bislang fraglose Definition begann man jedoch aufgrund der Lektüre Derridas und anderer Strukturalisten zu hinterfragen. Von den Architekten wurde die Strategie der sogenannten Dis-Lokalisation, die Nicht-Lokalität aufgelöst, das heißt, der Ort wurde aufgelöst. *Dislocation* bedeutet die Präsenz der Absenz, das Abwesende durch Spuren zumindest anwesend zu machen. Nicht-Lokalität, *dis-placement* und *dis-location*, allesamt Strategien gegen den Ort, gegen den Raum und gegen die Schwerkraft, sind die eigentlichen innerlichen Ziele der Dekonstruktion und betreiben eine Auflösung der historischen Architektur des Ortes. Sie haben nichts zu tun mit den ursprünglichen Zielen des Konstruktivismus, aber sie haben viel zu tun mit dem Einfluß der immateriellen Medien. Die immateriellen Medien, besonders eben die technischen Tele-Medien, all das, was Telekommunikation heißt, haben primär an der Auflösung des Ortes und der lokalen Präsenz gearbeitet. Wenn in allen Interviews mit dekonstruktivistischen Architekten vom Einfluß des Computers gesprochen wird, ist damit nicht die Maschine gemeint, die auf dem Schreibtisch steht, sondern ist darunter der Einfluß der Datenfernübertragungs- und der digitalen Kommunikationstechnologie zu verstehen, die seit mehreren Jahrzehnten den physikalischen Ort, das physikalische Hier und Jetzt aufgelöst hat. Dieser Einfluß der neuen Medien hat die dekonstruktivistische Architektur als festen Bestandteil der Zweiten Moderne geschaffen. Wäre die dekonstruktivistische Architektur die eindeutige Fortführung der Absichten des russischen Konstruktivismus, so könnten wir von einer Kontinuität der Moderne sprechen. Aber die Ziele der Rekonstruktion, beeinflußt von mathematischen Theorien (Chaos, Katastrophe, Faltung), von Derridas Dekonstruktion der Metaphysik der Präsenz und von den Neuen Medien, sind andere.

Sie können nun sagen, Aktion und Body Art, die als weitere Fallbeispiele gelten können, seien nicht aus dem Schoß der Moderne gekommen. Auch hier liegt die Sache komplizierter. Duchamp war einer der ersten Körperkünstler, ebenso auch einer der ersten Konzeptkünstler. Wenn wir nun diese Begriffe moderner Kunst nach 1945, wie Konzeptkunst, Arte povera oder Aktionismus, näher betrachten, können wir sie definieren als eine radikale Verschärfung und Steigerung von Ansätzen, welche die Moderne selbst hervorgebracht hatte. Zwar waren die Keime der Konzeptkunst und der Arte povera und des Aktionismus und der Body Art in der Moderne bereits vorhanden gewesen, doch wurden sie nicht zum künstlerischen Primat. Die Bewegungen nach 1945 haben diese Ansätze der Moderne radikalisiert. Und zu diesen Radikalisierungen gehören auch der Avantgarde-Film, die Videokunst und die digitale Kunst, feste Bestandteile der Zweiten Moderne. Man kann allerdings geteilter Meinung darüber sein, ob der Produktivismus durch den Situationismus oder Duchamp durch die Appropriation Art der achtziger Jahre fortgesetzt werden. Ich würde die Appropriation Art, die Aneignungskunst der späten achtziger Jahre, auch zur Zweiten Moderne rechnen.

Kritik der Moderne

Wir können nun also die Revision der Moderne, die Kritik der Moderne durch die progressive Postmoderne, zusammenfassen.

Erstens ist und bleibt verdächtig der Bezug der Moderne zur Macht, der ja das berühmte Potential der Kritik bei Michel Foucault gewesen ist. Bazon Brock hat als einer der ersten auf diesen Bezug der modernen Kunst zur Macht hingewiesen. Der Absolutheitsanspruch des Künstlers korrespondiert mit dem absoluten Subjekt des Herrschers, der eben aus dem Anspruch des Künstlers erwächst, für eine umfassende Lebensgestaltung zuständig zu sein, ein visuelles und verbales Vokabular zu entwickeln, das auf alle Lebensbereiche anwendbar wäre. Dieses Axiom ergibt sich aus dem gestalterischen Grundaxiom der modernen Kunst wie selbstverständlich. Auch Boris Groys hat in dieser Argumentationslinie Stalin als Gesamtkunstwerk interpretiert. Eine Zweite Moderne könnte insofern durch die Aufgabe dieses Gestaltungswillens und durch die Verweigerung von Gestaltungsfragen gekennzeichnet sein.

Zweiter Kritikpunkt an der Moderne ist die Hegemonie. Dahinter versteckt sich das Problem des Universalismus und des Partikularismus, das die Moderne nicht einmal gesehen hat. Die Moderne hat einfach angenommen, daß die europäische West-Kunst die universale Kunst schlechthin sei und damit das universale Kriterium, mit dem wir auch andere Künstlerproduktionen beurteilen können, auch wenn unsere Kunst in der formalen Erneuerung gerade von anderen Kulturen beeinflußt worden ist. Allein die Titel berühmter Ausstellungen wie ‹International Style of Architecture› zeigen schon, wie unter einem Scheinbegriff des Internationalismus eine partikulare Lebensform Europas universal exportiert worden ist. Das einzige, was uns trösten kann, ist vielleicht die List und Pointe der Geschichte, daß Europa, das als erstes den Partikularismus als Universalismus exportiert und damit andere Länder kolonisiert hat, später selbst ein Opfer solcher hegemonialen Ansprüche geworden ist, nämlich der Amerikas. In diesem Zusammenhang ist es interessant zu sehen, wie Eigenschaften der amerikanischen Gesellschaft – Infantilismus, Banalität, Konsumerismus –, die zu Recht Gegenstand anthropologischer Studien wären und die in der Kunst von Mike Kelly, Jeff Koons oder Andy Warhol reflektiert werden, wie diese partikularen Eigenschaften der amerikanischen Gesellschaft als universale Kunst nach Europa exportiert werden. Diese Probleme des Universalismus und Partikularismus und der Hegemonie sind von der Moderne nicht beantwortet worden. Eine Lösung, nämlich eine systematische Dezentrierung der westlichen Welt, suchen aber die Dekonstruktion und die Postmoderne, ein Anspruch, den auch die Zweite Moderne erhebt.

Drittes Problemfeld bei der Revision der Moderne durch die progressive Postmoderne ist das Nationalitätsproblem. Duchamp schon war sich dessen bewußt, als er 1919 auf die Frage: «Haben Sie eine Nation?» antwortete: «Ja, leider». Dennoch ist schon durch den Namen vieler Kunstrichtungen klar, ob sie nun Pop Art oder Arte povera heißen, daß wir den nationalen Apparat, der die Kunstrichtung hervorbringt, die nationale Mentalität, nicht leugnen können. Wir sprechen ja auch vom Wiener Aktionismus, wir sprechen von Arte povera, wodurch klar ist, daß es sich um italienische Kunst handelt, wir sprechen von Pop Art, womit klar ist, daß es sich um eine anglo-amerikanische Kunst handelt, wir sprechen von Minimalismus und von einigen Dingen mehr, wir sprechen von Trans-Avanguardia. Schon durch die Bezeichnungen wird deutlich, aus welcher Nation eine Kunstrichtung kommt. Es gibt, Gott sei Dank, Kunstrichtungen wie die Medienkunst, die sehr wohl in Europa wie in Amerika Fuß fassen konnten, aber beide sind immer noch Kunstrichtungen, die aus der westlichen Hemisphäre stammen.

Diese drei Problemfelder haben einen weiteren Komplex verdunkelt, nämlich den der Freiheit in der Kunst. Dieses Thema hat etwas mit der Annihilisation von 1945 zu tun, mit der ‹Stunde Null›, wie der Film von Roberto Rossellini geheißen hat. Wir haben uns daran gewöhnt zu sagen, die Kunst des Westens sei eine Kunst der Freiheit. Die Rhetorik der Freiheit in den Büchern über Kunst ist unerträglich geworden. Man spricht von der Freiheit der Form, von der Unabhängigkeit der Farbe und Fläche, von der Freiheit des Künstlers usw. Gleichzeitig wird behauptet, die Kunst des Ostens sei nur ein Signifikant für Unterdrückung und Repression. Die abstrakte Kunst wird gesehen als Signifikant der Befreiung, der sozialistische Realismus gilt als Signifikant für Unterdrückung und Repression. Das hat selbstverständlich zu tun mit den realen historischen Erfahrungen, denn es waren die Siegermächte, die uns diese Kunst gebracht haben. Amerika hat uns eine Kunst als amerikanische Erfindung zurückgebracht, die aus Europa stammt und von dort vertrieben worden ist, nämlich die abstrakte Kunst. Aus diesem Umfeld stammt der wunderbare Titel des

Buches von Serge Guibault, ‹How New York stole the idea of modern art›. Die faschistische Zäsur hat die europäische Erfindung der Moderne zur Auswanderung nach Amerika gezwungen. Von dort ist sie, quasi als Befreiung durch die Siegermächte, zurückgekommen als Erfindung des New Yorker abstrakten Expressionismus.

Dieser Vorgang hat zu interessanten Paradoxien im Europa der Nachkriegszeit geführt, nämlich zur partiellen Ablehnung der USA und gleichzeitig zur partiellen euphorischen Zustimmung. Viele Personen, die politisch eigentlich eine antiamerikanische Einstellung vertraten, aber gleichzeitig für die moderne Kunst waren, wußten nicht, wie sie sich verhalten sollten. Man war sozusagen für die amerikanische Popmusik und den amerikanischen Film, das war progressiv, aber gleichzeitig gegen Vietnam-USA. Umgekehrt waren Konservative gegen die amerikanische Popkultur und nannten deren Musik «Negermusik», während sie gleichzeitig für die amerikanische Demokratie oder für den Vietnam-Krieg eintraten.

Bei diesen ungelösten Problemen der Hegemonie der Kunst der Siegermächte hat sich besonders das westliche Kerneuropa sehr dürftig aus der Schlinge gezogen. Länder wie zum Beispiel Italien, die eine humane kommunistische Partei besaßen, waren eine der wenigen Ausnahmen, die diese «Stunde Null» ernst genommen haben. Italien unterzog sich zwischen 1943 und 1945 einer politischen Transformation, die das Land vom Faschismus wegführte. Aus dem politischen Widerstand (1943–1945) entstand eine neue Widerstandsästhetik.

Diese initiierte einen sozialistischen Realismus italienischer Prägung, eine Kunstrichtung von Weltrang, den berühmten Neo-Verismus im Film und in der Malerei, da Emilio Vedova, Roberto Rossellini, Giuseppe Zigaina und Pier Paolo Pasolini Mitglieder der kommunistischen Partei waren oder ihr nahestanden, also nicht von vornherein auf die westliche Ideologie umgeschwenkt waren.

In dieser Epoche wurde die moderne Kunst für eine Rhetorik der Freiheit eingesetzt. Die ideologische Funktion der Kunst bestand u. a. darin, den Menschen von der Utopie der Freiheit zu erzählen, aber nur auf eine symbolische, imaginäre, nicht auf eine reale Weise. Durch diesen illusionären, abstrakten Freiheitsbegriff ist unbemerkt geblieben, daß damit ein nationales Weltverständnis verdeckt wird. Daß plötzlich mitten in Europa nationale Kriege ausbrechen, ist das Zeichen für das Erwachen einer trügerischen Ideologie. Wenn man in

Europa nach 1945 die gesamte Entwicklung der modernen Kunst und der modernen Ideologie in allen ihren Widersprüchen, Illusionen, Ambivalenzen analysiert hätte, dann hätte man erkannt, daß unter dem Freiheitsbegriff ein Nationalitätsbegriff verborgen war. Bereits im 19. Jahrhundert konnte sich der Freiheitsbegriff nur im Rahmen der Nationenbildung durchsetzen.

Über die Grenzen von Klasse und Nationalität, von Religion, von Geographie und Volk hinaus hat die Moderne in ihrem Bestreben nach Abstraktion, Weltkultur und Universalismus versucht, eine internationale Weltsprache der Kunst zu entwickeln, die in Wirklichkeit nur der Export einer partikulären Sprache mit einem hegemonialen Anspruch auf Universalismus war. Diese Widersprüche haben zur Selbstkritik der Moderne im Rahmen der Postmoderne und Zweiten Moderne geführt.

Die Kräfte, die zu Begriffen wie «Neo-Moderne», «Postmoderne», «Zweite Moderne», geführt haben, sind in der ideologischen Funktion der Moderne zu suchen. Die ideologisch ungeklärte Funktion der Moderne hat die Moderne selbst gezwungen, ihre Begriffsapparatur, wie Niklas Luhmann sagen würde, auszudifferenzieren. Sie hat zur Kritik der Postmoderne am Logozentrismus und Phallozentrismus der Moderne geführt, wobei dann eine Reihe von Verfahren zur Lösung vorgeschlagen wurden. So wurden zentrale Determinismen gegen lokale Determinismen ausgetauscht, Vielstimmigkeit und Instabilität wurden gepriesen, und vor allem wurde das Modell der Materie des 19. Jahrhunderts durch das Modell der Sprache in der postindustriellen, informationsgestützten Gesellschaft des 20. Jahrhunderts ersetzt. Die Selbstkritik der Moderne wurde also durch die postmoderne Erfahrung verschärft.

Nun hat aber die Postmoderne für ihre Kritik an der Moderne einen Preis bezahlt. Dieser Preis heißt – nach dem berühmten Slogan von Paul Feyerabend – *«anything goes»*, ein merkwürdiges Modell der Pluralität, paradoxerweise auch vorgebracht von einem Modernisten wie Karl Popper. Popper führte diesen Begriff der Pluralität in seiner ‹Theorie der offenen Gesellschaft› ein, um gegen die totalitären modernen Systeme vorzugehen. Sein Schüler Feyerabend hat den Begriff zu einem methodenkritischen Ansatz weiterentwickelt. Im Namen dieses *«anything goes»* hat sich dann ein konservativer Pluralismus etabliert, der nichts anderes war als eine Fortführung der Naivität der Neo-Moderne, ein Verschweigen der eigentlichen

Probleme, die ich vorhin angedeutet habe.[5] Der Moderne ging es um Themenvielfalt, um Themenpluralität, der Zweiten Moderne geht es um Methodenpluralität.

Die konservative Postmoderne hat mit dem Verkünden des vermeintlichen Endes der Geschichte und der Avantgarde Kernansprüche europäischer Rationalität und damit auch der europäischen Moderne dereguliert und selbst außer Kraft gesetzt. Indem alle Standards von Wahrheit und Recht, alle Standards von Bedeutung und Kommunikation als Meta-Erzählung, als die berühmten großen Erzählungen, wie J. F. Lyotard sie genannt hat, aufgelöst worden sind, wurde gerade nicht, wie man gehofft hatte, der Boden für eine kritische Moderne bereitet. Durch das Verdammen dieser Standards wurde im Gegenteil der Boden für das Wiederauftauchen jener Hyänen der Geschichte präpariert, die anstelle von Konzept Charisma und anstelle von Vernunft unbegründbare Irrationalität setzen. Die Hyper-Rhetorik gewisser Figuren des öffentlichen Lebens im politischen und kulturellen Bereich hat damit auch den Boden für das Auftreten der neuen Rechten in Europa bereitet.

Die Kritik an der Moderne durch die progressive Postmoderne ist hingegen durch die Moderne selbst ausgelöst worden. Bei genauerer Betrachtung stellen wir paradoxerweise fest, daß die Bildkunst der achtziger Jahre, etwa von Neo-Geo, Neuen Wilden oder Neo-Expressiven, mit der Postmoderne eigentlich gar nichts zu tun haben. Im Grunde sind es zumeist Rückgriffe auf die Prämoderne, zum Beispiel der Trans-Avanguardia auf den Symbolismus, oder Rückgriffe auf marginale Positionen der Moderne, etwa den figurativen Expressionismus, weil ja nur der Abstrakte Expressionismus – wie bei Alfred Barr deutlich wurde – als moderner Expressionismus gegolten hatte. Der Figurative Expressionismus war schon immer eine Gegenposition zur Moderne. Die eigentlichen Kunstrichtungen der achtziger Jahre wie Simulationskunst, Appropriation Art und die Medienkunst sind von der konservativen postmodernen Kritik dagegen gar nicht beachtet worden.

Die progressive Postmoderne war also eine Redaktion der Moderne, eine Revision vom modernistischen Standpunkt aus. Die Frage aber, inwieweit diese Kritik zu einem Bruch mit der Moderne oder zu einer Kontinuität mit ihr geführt hat, wirft eine weitere Frage nach dem Recht des Anspruchs auf eine Zweite Moderne auf. An einigen Fallbeispielen werde ich zu zeigen versuchen, daß die Zweite

Moderne das Projekt der Moderne fortsetzt, aber gleichzeitig aufgrund der Kritik der progressiven Postmoderne nichts von der Moderne übernehmen kann. Insofern spielt der Bruch eine sehr viel größere Rolle im Fortführen des Projektes der Moderne durch die Zweite Moderne als in der Postmoderne.

Positionen zur Moderne

Man könnte sagen, die Postmoderne sei die erste Phase der Selbstbetrachtung der Moderne gewesen, weil es schon immer eine Eigenschaft der Moderne war, sich selbst zu beobachten, wie Luhman in seinen ‹Beobachtungen der Moderne› bemerkt. Von den Selbstporträts der Künstler bis zur Darstellung des Kunstbetriebs in der heutigen «Kontext-Kunst» (P. Weibel) ist der Anteil der Selbstbetrachtung in der Kunst nicht zu leugnen, weil Selbstbeobachtung einem Kern europäischer Rationalität entspricht, nämlich der Forderung nach Transparenz. Wenn ich etwas transparent machen möchte, indem ich die Fragen stelle: Wer spricht wann? Wer tut was warum?, dann ist dies eine Form der Selbstbeobachtung, die immer Teil der Moderne war.

Aus dieser Funktion der Selbstbetrachtung der Moderne ist die Kritik der Postmoderne erwachsen, und aus der Beobachtung zweiter Ordnung, aus der Beobachtung der Selbstbeobachtung der Moderne, wie Luhman es nennen würde, ist die Zweite Moderne hervorgegangen. Die Zweite Moderne ist also im eigentlichen Sinne eine Moderne zweiter Ordnung. Hierzu einige Beispiele: Der Tod des Originals und der Aura sowie der Tod des Autors, Kernstücke der Postmoderne, waren schon lange im Programm der Moderne enthalten. Man denke nur an die Ready-mades von Duchamp, die ersten Dekonstruktionen der Aura und des Originals. Bedenkt man zudem, daß Duchamp sein berühmtes Ready-made ja nicht unter seinem Namen eingereicht hat, sondern unter einem seiner Pseudonyme – Richard Mutt –, dann erleben wir den Tod des Autors, der sich im fiktiven Spiel mit variablen Positionen des Subjekts ereignet. Ein Theorem der Postmoderne – fiktive Identität – war bereits Eigenschaft eines modernen Künstlers wie Duchamp. Er hat Pseudowerke, nämlich industrielle Fertifikate, industrielle Massenware nicht mit seinem Namen als Künstler eingereicht, sondern diese Pseudowerke unter einem Pseudonym präsentiert. Das heißt, die multiplen Objekte und das multiple Subjekt, die variablen Konstruktionen des

Subjekts der Postmoderne waren schon Bestandteil des modernen Programms. Siehe auch die plurale Person als Held in ‹Finnegans Wake› von James Joyce.

Aus dieser Beobachtung läßt sich aber auch etwas zum Unterschied von Moderne und Postmoderne sagen. Die Probleme der Moderne, Postmoderne und Zweiten Moderne sind eigentlich dieselben geblieben, nämlich Identität, Nationalität usw., nur in ihrer Beurteilung gibt es Unterschiede. Was die Moderne ängstigte, darauf freut sich die Postmoderne. Was die Moderne als Bedrohung fühlte, das feiert die Postmoderne als Genuß. Früher hieß es: «Fürchte Dich vor Dir selbst!», heute heißt es: «Genieße Dein Symptom wie Dich selbst!» (Slavoj Zizek). Hieß es früher: «Erkenne Dich selbst!» oder «*Express yourself!*», so wissen wir heute, daß dies unmöglich ist und sagen daher: «Konstruiere Dich selbst!» Hatte Duchamp auf die Frage: «Haben Sie Nationalität?» zur Antwort gegeben, «Ja, leider», so heißt es heute bei Zizek: «Genieße Deine Nation wie Dich selbst». War in der Moderne das Genießen als unpolitisch verboten, so heißt eines der wichtigsten Werke der Postmoderne von Slavoj Zizek: ‹Enjoyment as political factor› (Genießen als politischer Faktor). Die Probleme sind für die Zweite Moderne noch immer dieselben, aber sie behauptet, sie empfinde diese weder als Bedrohung noch als Aufforderung zum Genuß, sondern als eine Aufgabe, die sie bewältigen kann. Diesen Standpunkt kann die Zweite Moderne nur einnehmen, weil sie sich ihrer Beobachterrolle, ihrer Stellung als eine Moderne zweiter Ordnung bewußt ist. Aus dieser Beobachtungssituation heraus, in der sich die Wahrnehmung der Situation selbst verschärft hat, erklärt sich auch, warum Kunstwerke der Zweiten Moderne das Verhältnis des Betrachters zur Kunst und sein Auftreten in der Kunst in beobachterzentrierten Werken thematisieren.

Ich habe am Anfang davon gesprochen, wir bräuchten eine Theorie der Zweiten Moderne, um Kriterien zur Beurteilung und zum Verständnis zeitgenössischer Kunst zu gewinnen. Wenn ich also zu zeigen versucht habe, daß die Zweite Moderne das Beobachtungsproblem der Moderne thematisiert, selbst eine Beobachtung zweiter Ordnung, eine Moderne zweiter Ordnung ist, so bin ich noch einen Nachweis schuldig geblieben, daß diese Setzung auch formal funktioniert. Doch dieses Beobachtungsproblem ist auf der formalen Ebene noch viel deutlicher zu erkennen als auf der theoretischen.

Diese Rolle des Beobachters, die sich ja, wie Jonathan Crayy in seinem Buch ‹Techniques of the observer› festgestellt hat, schon im 19. Jahrhundert geändert hatte, nimmt in der heutigen interaktiven Medienkunst eine zentrale Stellung ein. Das heißt, die Zweite Moderne setzt Kontinuitäten fort, aber sie bricht auch mit der alten Moderne, und einer dieser Brüche heißt «Interaktivität». Der Beobachter steht nämlich dabei nicht nur *vor* dem Bild wie in der Klassischen Moderne, er ist auch *im* Bild, genauer gesagt, die Bewegung des Beobachters vor dem Bild geht synchron mit der Bewegung im Bild selbst. Zwischen Bild und Beobachter gibt es eine neue, dynamische Beziehung. Der Output des Bildes reagiert auf den Input des Beobachters. Das Bild wird zu einem dynamischen System von Variablen, dessen Information virtuell gespeichert ist und daher auf Veränderungen des Verhaltens des Beobachters reagieren kann. Das Bild wird viabel, es verhält sich lebensähnlich. Dies ist jedoch kein Schnickschnack, wie konservative Kulturkritiker meinen, sondern diese Synchronisation von Bewegung im Bild und Bewegung des Beobachters ist eigentlich schon seit der Renaissance und der Erfindung der Perspektive vorbereitet. Insofern findet etwa die Illusionsarchitektur des Barock ihre Fortsetzung im virtuellen Raum des Cyberspace.

Ein weiteres Beispiel für die Positionen der Postmoderne und der Zweiten Moderne liefert die Beziehung zwischen Bild und Raum. Es gibt zwischen Kunst und Architektur, zwischen Bildkunst und Baukunst eine berühmte Schnittstelle. Schnittstelle heißt soviel wie Grenze, an der sich diese beiden Systeme berühren. In der Architektur ist dies die Wand. Die Wand eines Gebäudes hat immer auch als Bildwand gedient. Von der Renaissance bis zum Rokoko gibt es grandiose Beispiele dafür, wie Bildkünstler und Baukünstler gemeinsam aufwendigste Trompe-l'œil-Effekte hervorgebracht haben. Die Moderne hat dann mit Mondrian und anderen behauptet: Wir beharren weiterhin auf dem gemalten Bild als Schnittstelle zwischen Architektur und Kunst, aber wir tun dies ohne Perspektive, weil der Verlust der Perspektive ja eigentlich den Beginn der Moderne markiert. Laut Mondrian sind deshalb nur drei Farben erlaubt, und die Bilder müssen flach sein – ein modernistisches Credo. Wenn die Schnittstelle zwischen Kunst und Architektur die bemalte Wand ist und wir hierfür hervorragende Beispiele von Piet Mondrian bis zu Theo van Doesburg besitzen, etwa sein berühmtes ‹Ciné dancing von Aubette›, dann muß man sich fragen: Welchen Stellenwert haben und welches Kriterium gilt für die Arbeiten von Sol Lewitt, von Blinky Palermo oder von Günther Förg, welche die mit Primärfarben bemalte Wand weiterhin als Schnittstelle einsetzen? Ich habe vorhin gesagt, der Sinn unserer Begriffsanalyse sei es, mit der Bezeichnung «Zweite Moderne» ein Kriterium der Bewertung, der Evaluation, zu finden. Die Antwort ist, daß Palermo, Sol Lewitt und Förg den Horizont der Moderne nicht überschritten haben, sie haben das Paradigma Mondrians, fünfzig Jahre früher aufgestellt, nicht angetastet. Bei ihnen sind die gleichen Primärfarben und die gleiche Flachheit des Bildes auf der Wand zur Anwendung gekommen wie bei den Modernisten.

Die Zweite Moderne hingegen hat eine andere Schnittstelle eingeführt, nämlich nicht allein die Malerei, das statische Bild, sondern die Medien. Ein solcher Schritt ist nur folgerichtig, weil die Idee des Visuellen vom Ort des Tafelbildes seit langem in die Medien abgewandert ist. Das heißt allerdings nicht, daß ich dem Tafelbild seine Existenzberechtigung absprechen möchte. Aber wir müssen anerkennen, daß fünfhundert Jahre lang das gemalte Bild das Monopol, der Ort des Bildes zu sein, innegehabt hat. Seit hundertfünfzig Jahren, seit der Erfindung der Photographie, gibt es andere und neue Orte und andere und neue Medien des Visuellen, nämlich die technischen Medien. Diese technischen Bildmedien haben andere Eigenschaften als das gemalte Tafelbild, und ihre primäre Eigenschaft ist die Interaktivität. Mit dem Charakter des Bildes aber ändert sich auch die Schnittstelle zwischen Bild und Raum. Wenn nun die neue Schnittstelle zwischen Architektur und Kunst nicht mehr die Malerei ist, sondern es die Medien sind und mit diesen interaktiven Medien neue Beziehungen zwischen Betrachter und Bild möglich werden, dann können wir nicht anders, als diese avancierten Formen der Kunst mit dem Begriff der Zweiten Moderne zu benennen, der eine Reformulierung der Kritik der progressiven Postmoderne an der Moderne ist, eine kritische Beobachtung der Moderne durch sich selbst.

Neuzeit – Tatzeit – Kunstzeit

Von Peter Sloterdijk

Bei der Annäherung an das Bimillennium beginnen wir die Neuzeit im ganzen als eine Epoche zu überblicken, in der durch menschliche Täter, durch Unternehmer, Techniker, Künstler und Konsumenten Ungeheures bewirkt wird. Dieses Ungeheure wird weder durch die alten Götter geschickt noch durch die klassischen Monstren dargestellt; die Neuzeit ist das Weltalter des menschengemachten Ungeheuren. Modern ist, wer von dem Bewußtsein berührt ist, daß er oder sie, über die unvermeidliche Zeugenschaft hinaus, in eine Art von Mittäterschaft an dem Ungeheuren des neueren Typs einbezogen ist. Fragt man einen Modernen: Wo warst du zur Tatzeit, dann heißt die Antwort: Ich war am Tatort. Und das will sagen, im Umfang jenes Gesamtungeheuren, das als Komplex moderner Tatverhältnisse seine Mittäter und Mitwisser einbegreift. Modernität ist der Verzicht auf die Möglichkeit, ein Alibi zu haben. Das Ungeheure in der Summe der modernen Taten ist auf keinen bekannten Begriff zu bringen noch auf ein bestimmtes Feld zu beschränken – es ist große Politik, aber viel mehr als große Politik; es ist Kunstwerk, aber viel mehr als Kunstwerk; es ist Technik, aber viel mehr als Technik; es ist Verbrechen, aber viel mehr als Verbrechen; es ist Krankheit, aber viel mehr als Krankheit. Daher lassen sich die Diskurse der Politologie, der Ästhetik, der Technologie, der Juridik und der Pathologie zur Charakterisierung der modernen Welt nur bedingt verwenden, weil man mit diesen Sprachen nur Erscheinungen nachrechnen und Zwischenfälle protokollieren, aber das überphänomenale Ungeheure der Moderne nicht aussagen kann. Die Modernen also, wenn sie auf Alibis verzichten, sind dort zu finden, wo dieses vielfache Viel-Mehr provoziert, begangen und bezeugt wird. Modernität ist etwas, was eher in Geständnissen ausgesagt als in Programmen beschrieben werden kann. Man hat an ihr Anteil wie an einem Fieber, das seine Opfer zu einer neuen Seinsweise jenseits von gesund und krank aufreizt. Die Mittäter- und Mitwisserschaft am Ungeheuren dieser Zeit wird eher in Werken gebeichtet als in Symposien verzeichnet. Unter diesem Aspekt ist Theorie der Moderne immer schon und immer nur als Reflexion über das Erhabene im Menschengemachten möglich;

sie ist selbst ein Widerhall aus dem Ungeheuren in der Summe der neuen Handlungen, die in der Tatzeit verübt werden; ihr Gegenstand kann kein anderer sein als das übergegenständliche menschengemachte oder menschenvermittelte Unermeßliche. Darum wird die Theorie, sofern sie das neue Ungeheure expliziert, zu einer erhabenen Form. Hierin zeigt sich der entscheidende Grund dafür, warum die Theorie der Modernität keine Metaphysik alten Stils mehr sein kann. Diese war dem für sie selber unübersteigbaren Auftrag verpflichtet, das Seiende im ganzen als größten aller möglichen häuslichen Räume auszulegen; es war ihre objektive Leidenschaft, die Gleichung von Weltall und Heimat durchzuführen; die klassische Metaphysik war auf das Unternehmen eingeschworen, den Menschen als zeitweiligen Einwohner eines zeitlosen Welthauses zu verstehen. Wo sie das Ungeheure zur Sprache brachte, da deutete sie es unmittelbar als den Gott, der uns, die Sterblichen, durchaus leidend macht, wenn er sich ereignet oder zeigt. In der klassischen Metaphysik ist das Ungeheure eine Möglichkeit des Gottes allein, und daher kann erhabene Theorie im metaphysischen Zeitalter nur als Theologie auftreten. Die moderne Theorie hingegen nimmt ihren Ausgang von der Ungeheuerlichkeit des Menschenmöglichen. Sie handelt unter anthropologischer Form von dem überanthropologischen Gehalt der neuesten Machtgeschichte. Für sie ist der Mensch das Wesen, das sein Haus verlassen hat – wäre es auch nur unter dem Vorwand, sich in ihm besser einzurichten. Im wesentlichen ist die Neuzeit die Epoche des Auszugs aus dem Haus des Seins. Sie ist die Tatzeit des Ungeheuren.

Die menschengemachte Unheuerlichkeit der Neuzeit hat drei Gesichter oder Erscheinungsfelder: Sie stellen sich dar als das Ungeheure im menschengemachten Raum, als das Ungeheure in der menschengemachten Zeit und als das Ungeheure im menschengemachten Ding. Ich werde dementsprechend zuerst von der Erde als dargestelltem Versammlungsort der Menschengattung reden; dann von dem tausendjährigen Reich als dargestellter Dauer des Neuzeit-Menschen; zuletzt von Kunst und Technik als dargestellter Macht des Menschen. Die maßgebliche Erddarstellung der Neuzeit ist der von Europäern hergestellte und benutzte Globus als Geodizee; die maßgebliche Auslegung der Geschichte als Reich der menschlichen Handlungen ist das posthistorische Millennium als Endzeit ohne Ende; die maßgebliche

Projektion der kommenden Menschenmöglichkeiten ist die Zukunft als Machtadvent in ihrer dreifachen Qualität als Organisationszukunft, als Apparatezukunft und als Kunstzukunft.

Geodizee

Wir können uns heute darüber Rechenschaft ablegen, daß Jacob Burckhardts berühmte Renaissanceformel in ihrem Hauptbegriff eine Fehlbezeichnung enthält, weil das Ereignis des 15. Jahrhunderts, mit dem das Tor zur Neuzeit aufgestoßen wurde, nicht die Entdeckung der Welt und des Menschen war, sondern die Anknüpfung eines Routine-Verhältnisses des Menschen mit dem Ungeheuren. Was wir die Neuzeit nennen, ist in der Sache die Sprengung des alteuropäischen Möglichkeitsraums durch experimentierende Techniken und Künste. Darum sind Europäer, die Modell-Modernen der Alten Welt, seit dem 15. Jahrhundert nicht so sehr Entdecker als vielmehr Experimentatoren, ihr Metier sind Expansionsroutinen; ihr Weltraum wuchs, weil sie es verstanden, neue Räume in neue Routinen des Ausgriffs in sie einzuschließen. Also nicht die Entdeckung unbetretener Räume ist das Proprium der Neuzeit – als hätten unbekannte Kontinente eben damals aus dem Schlaf ihrer Unentdecktheit erwachen wollen –, sondern die Erschließung von erweiterten Möglichkeitsräumen durch neue operative Routinen. Die nautischen Routinen der Portugiesen und Spanier brachten als ihr stoffliches Nebenprodukt die beiden Amerikas hervor; die Manufaktur-Routinen der Architekten, Ärzte und Maler im 15. Jahrhundert hoben als ihr materiales Resultat neue Horizonte von Machbarkeiten ans Licht. Die Welt ist nicht alles, was überhaupt zu entdecken wäre, sondern alles, was in Aktionsroutinen einzubauen ist. Insofern ist Neuzeit ein Name für die Durchführung der operativistischen Revolution. Sie führt zu einer neuen Weltlage, in der die Meisterung des Künstlichen der Normalfall wird.

Das wichtigste Zeugnis der neuzeitlichen Routinen im künstlichen Ausgriff auf die kosmische Basis der Gattung ist die Herstellung von Globen; sie sind seit dem 15. Jahrhundert das Hauptmedium der geologischen Aufklärung durch europäische Erdbenutzer. Hervorgegangen aus griechischen und arabischen Prototypen werden die Globen vom Beginn der Neuzeit an zum allesüberragenden Signifikanten der europäischen Erdidee. Sie stellen nicht nur die Erde als geologische Monade vor den Augen europäischer Expansionisten mehr oder weniger richtig dar; sie stellen auch in gewisser Weise die Erde als Aktionsfolie der Neuzeitmenschheit erst wirklich her. Erde und Globus bilden das Paradigma der modernen Semiotik – mit darstellender Geologie fängt das «Zeitalter des Weltbilds» eigentlich an. Weil die Erde sich im Globus genau genug darstellt, ist die Wahrheit der Bedeutung für moderne Benutzer ikonischer Systeme etabliert; was in seiner abbildenden Kraft nicht falscher ist als ein Globus in bezug auf Erde, kann als hinreichend wahr gelten. Die beiden ältesten von den Globen, die sich aus der Frühzeit europäischer Erdgesamtdarstellungen erhalten haben, der Behaim-Globus aus Nürnberg und der Globus von Laon – beide aus dem letzten Jahrzehnt des 15. Jahrhunderts –, zeigen die Umrisse der Kontinente noch vor Kolumbus. Nichtsdestoweniger führen beide den neuen Zugriff auf das Erdganze, wie er von Kaufleuten und Ministern der frühen Neuzeit vollzogen wurde, vollendet vor Augen. Sie machen die Erde den Europäern zuhanden; mit der linken Hand konnten Nürnberger Ratsleute den im Jahr 1492 angefertigten Globus des soeben mit neuen geographischen Erleuchtungen aus Lissabon zurückgekehrten jungen Kaufmanns Martin Behaim um seine Achse drehen; bei einem Durchmesser von 50,7 Zentimetern war das Bild der Erde auf den Maßstab 1:25 Millionen gebracht; der metallene Globus von Laon ließ sich – bei einem Durchmesser von 17 Zentimetern – sogar in einer Hand halten, man könnte ihn bei oberflächlicher Betrachtung mit einem mittelalterlichen Reichsapfel verwechseln. Nichtsdestoweniger gehören Reichsapfel und Globus wesensverschiedenen Epochen an, denn wenn der Reichsapfel als Bild der heiligen Sphäre die Kugel des Seienden in der Hand der deutschen Caesaren darstellt, so handelt es sich um ein feudales Weltsymbol, das den Kosmos als Gotteslehen in eine Menschenhand legt. Der Globus hingegen ist der profane Weltsignifikant eines Zeitalters, in dem alle Erdpunkte unter dem Leitgedanken gleichmäßiger Erreichbarkeit und Ausbeutbarkeit dargestellt werden – er ist kein metaphysisches Symbol, sondern ein Medium des routinisierten Erdverkehrs. Mögen die Semantiker in unserem Jahrhundert es für nötig gehalten haben, daran zu erinnen, daß die Landkarte nicht das Land ist – für die Mehrheit der Neuzeiteuropäer galt doch der Satz, daß der Globus die Erde ist. In dieser sorglosen Gleichung drückt sich aus, daß wir Erde und Globus in demselben Geist darstellen und herstellen. Der Globus *ist* die Erde, insofern er die völlige Verwendung der Erde für die menschliche Geschichte auf ihr zum Vorschein bringt. Der totalen Verwendung der Erde geht die Globus-Lektion voraus, nach der alle Punkte der Erdoberfläche sich durch das Postulat der homogenen Verfügbarkeit beschreiben lassen. Folgerichtig ist das Resultat der Globusära die akute Globalisierung der menschlichen Interventionen auf der Erde. In ihnen wird das menschengemachte Ungeheure augenfällig. Tatsächlich hat sich in dem Halbjahrtausend zwischen der Kolumbusfahrt und der Raumfahrt der neu-europäische Habitus der Erdverwendung auf der wirklichen Erde allenthalben durchgesetzt.

Die Verwendung der Erde für die Geschichte nimmt – der dreifachen Grundbestimmung von Geschichte entsprechend – drei verschiedene Bedeutungen an: eine dramatische, sofern die Geschichte einen Feldzug oder einen Endkampf zwischen Imperien um die Erdherrschaft bedeutet: hier wird die Erde in erster Linie als Bühne für ein absolutes Stück verwendet; eine ökonomisch-alchemistische, sofern die Geschichte vor allem eine Unternehmung zur Erarbeitung von Reichtum darstellt; hier heißt die Erde verwenden, sie als Ressource und als Rahmen aller Fabrikationen auslegen; schließlich eine Deutung der Geschichte als Exodus und Emanzipation; hierbei wird alles Enge, Lokale, Bodenständige befreit ins Universale und Bodenlose, ins gelobte Land des Überall; die Erde verwenden bedeutet hier, sie als Folie für den Weltverkehr in Ansatz bringen – als Hintergrund für Durchfahrten, als Boden für Überquerungen, als Trägerin für Transporte. Das Ungeheure in der Geodizee durch den europäischen Globus manifestiert sich zweifach: als flaches Ungeheuer, insofern der Globus die modellhafte Uniform unseres kosmischen Ortes liefert; dabei dient das Erdbild als Orientierungshilfe in einem alltäglichen pragmatischen Titanismus; oder als tiefes Ungeheuer, wobei wir durch den Globus hindurchschauen, um die geologische Monade zu betrachten. Diese kann – weil sie eine Singularität ist – schlechterdings nicht verstanden werden, sondern läßt sich nur in ihrer Einmaligkeit meditieren – sie ist als das einzige umgreifende und unheimliche Haus des Lebens ein unaussprechliches Individuum. Die Moderne ist die Tatzeit der geologischen Ungeheuren, weil sie den Prozeß der geologischen Aufklärung in globalen operativen Routinen durchgeführt hat. Das 20. Jahrhundert spielt in der Tatzeit der Moderne insofern eine herausragende Rolle, weil in ihm die historischen und regionalen Alibis zunehmend ausgetilgt werden, um potentiell alle Zeitgenossen als Zeugen und Komplizen des menschengemachten Ungeheuren zu verpflichten. In diesem Jahrhundert explodiert die Bilderwelt vor allem im Sinn der flachen Ungeheuerlichkeit: Das Erdbild ist nun der Rahmen für den Raum, durch den alle anderen Bilder zu transportieren sind. Die Erde ist die Illustrierte, auf der alle anderen Illustrationen zirkulieren. Freilich tauchen in der großen Kunst der Moderne auch Werke auf, die dem tiefem Ungeheuer Erde Antwort geben. Sie erreichen in seltenen Fällen als ästhetische Monaden den Rang der Gleichungeheuerlichkeit mit der geologischen Monade. In großen Kunstwerken kommt das Ungeheure der Neuzeit als Tatzeit zu sich. Insofern sind alle bedeutenden Werke unseres Zeitalters indirekte Monumente unserer Geodizee. Sie zeigen den Stand des auf der Erde Möglichen an. Sie bezeugen, daß das Menschenmögliche im Routinierten wie im Singulären jetzt immer schon das Ungeheure meint. Über diese von ihren Kunstausbrüchen illuminierte Erde hat Martin Heidegger in einem seiner größten Texte geschrieben: «Die Erde erscheint als die Unwelt der Irrnis. Sie ist seynsgeschichtlich der Irrstern.»[1]

Millennium

Auf dem von Heidegger um 1945 so genannten Irrstern haben sich am Vorabend des Bimillenniums sechs Weltsprachen durchgesetzt: Englisch; der Dollar; die Weltmarken; die Populärmusik; die Nachrichten; die abstrakte Kunst. Ihre funktionale Gemeinsamkeit ist die Synchronisation des Gattungsverkehrs. Durch die Wirkungen des eurozentrischen Zeitalters von 1492 bis 1945 ist auf der Erde ein System von Interaktionen entstanden, die sich in ökonomischen, diplomatischen, informatischen Routinen vollziehen. Auf dem Grund aller Globalisierungs-Routinen wirkt die Notwendigkeit, die über die Erde zerstreut lebenden Partner in einer gemeinsamen, universalen und homogenen Weltzeit anzusiedeln. Der Sinn aller Kulturrevolutionen ist die Synchronisation – das heißt die Initiierung der Menschen in die gleichzeitige Zeit der Erdgegenwart. Durch die Versetzung in die Erdgegenwart nehmen die diversen Völker und Kulturen die allmähliche Erzwingung der Gattungsgegenwart wahr. Die Neuzeit ist darum immer auch Menschheitszeit *en marche*. Durch die Globalisierung wurde die ursprüngliche zerstreute Seinsweise der Menschengattung aufgehoben, die über Jahrmillionen hinweg bis in die alten Imperien hinein gegolten hatte. Die europäischen Expansionen und der Weltmarkt beenden die uralte anthropologische Diaspora, in der die Menschen nur als die Zerstreutlebenden und Unvereinigten bestehen konnten, und zwingen sie in die riskante Form der aktuellen anthropologischen Kommune zusammen. Das Ungeheure in der Zeit ist seit 1492 die aus der Ferne in eine neue Einheit zusammengepreßte Menschengattung selbst als gleichzeitig existierende. Nicht der «Verlust der Mitte» ist das mentale Trauma der Neuzeit, sondern der Verlust der Entfernung zu den anderen. Dadurch vollzieht sich die Modernisierung als Durchsetzung des temporalen Kommunismus für die Gattung als ganze. Wo Menschen ihre Lage in Raum und Zeit nach modernen Standards auslegen, müssen sie sich als Angehörige einer Zwangskommune begreifen, die kein Entrinnen mehr zuläßt – wer Globen und Nachrichten gesehen hat, kann sich seiner Zusammengehörigkeit mit dem Rest der Gattung schwerlich entziehen; wir sind jetzt gleichsam wider Willen Chronokommunisten und Biokommunisten geworden, entsetzte Mitglieder einer genetischen Universalkirche. Modern ist, wer sich fragen muß, was die Chinesen und die Isländer heute machen. Robert Walser hat hierfür zu Beginn dieses Jahrhunderts eine Formel gefunden:

> «Mit der Nationenfrage im Kopf herumzulaufen, bedeutet das nicht einer Unverhältnismäßigkeit zur Beute geworden zu sein? Millionen von Menschen so mir nichts dir nichts miteinbeziehen, das muß das Gehirn belasten!... Im Gewirr, das vorliegende Sätze bilden, meine ich von fern den Minotaurus zu hören, der mir weiter nichts als die zottige Schwierigkeit darzustellen scheint, aus dem Nationenproblem klug zu werden [...].»[2]

Die Nationenfragen sind das Kleingeld der Menschheitsfrage, in der wir das Ungeheure als den neuen Normalfall anschauen. Nicht zufällig folgt auf die Darstellung des Erdaktionismus im Globus notwendigerweise ein Welt-Uhrensystem und ein Welt-Nachrichtensystem. Die Benutzung von beidem ist so wenig harmlos wie einst die Benutzung von Globen; sie läuft zuletzt darauf hinaus, die Menschen aus ihren Lokalgeschichten, ihren ethnischen Rhythmen, ihren nationalen Kalendern zu lösen, um sie in die homogene Synchronweltzeit einzufügen. Damit werden sie aktive Mitspieler des Unverhältnismäßigen. Was wir Modernität nennen, ist Komplizenschaft mit der synchronen Weltform; Modernisierung ist die Umstellung der Lebensformen auf Synchronweltroutinen; Modernismus ist die Gesinnung dieser Umstellung als Existentialismus der Synchronisation. Er impliziert die ultimative Form von Egalitarismus als Gleichheit aller vor der homogenen Erdgegenwart. Diese realisiert sich als Gleichheit der Menschen vor den Nachrichten. Denn Nachrichten sind nicht nur eine weltsprachliche Form im obengenannten Sinn neben anderen, sondern zugleich Vollzug der Umstellung von Historismus auf Aktualismus. Nachrichten werden erst in einer globalisierenden Weltform möglich, in der ein homogener Ereignisraum auf Differenzen zu vorherigen Zuständen hin abgetastet wird. Das Ergebnis solcher Abtastungen wird in die Leitungen der Synchronweltmedien eingefüttert. Sie sind sozusagen das Performativ der ewigen Gegenwart der homogenisierten Menschheit bei sich selbst. Sie haben nichts anderes zu leisten, als die synchronisierte Welt über ihre Synchronisation zu informieren. Immer kommen irgendwo irgendwelche Staatschefs zu irgendeinem Weltgipfel zu irgendeinem Thema zusammen; immer rücken irgendwelche Truppen unter irgendeinem Vorwand gegen irgendeinen Feind, der irgendwelcher Verbrechen beschuldigt wird, in irgendeiner Stärke vor; immer fallen irgendwelche Währungen unter irgendwelche bisher nicht für möglich gehaltenen Tiefstwerte; immer werden irgendwelche Großbetriebe mit irgendwelchen anderen in irgendwelchen gemeinsamen Aktionen zusammengeschlossen. Immer werden an irgendeinem Tag die Gedenkfeiern für irgendwelche Ereignisse in irgendeiner Vergangenheit unter allgemeiner Anteilnahme begangen; immer ist irgendetwas irgendwann soundsolange her und kann den Stoff zu irgendeiner allgemein konsumierten Erinnerung liefern. Immer werden irgendwelche Werke von irgendwelchen Künstlern in irgendwelchen Retrospektiven integral gewürdigt.

Die Inszenierung der Gleichzeitigkeit geschieht in der Synchronwelt unter doppeltem Aspekt: als Aktualitätenkultur kämmt die Synchronkultur täglich die Ereignissträhnen im globalen Betrieb durch auf jene Knoten und Differenzen hin, die hinreichend große Unterschiede machen, um Aufmerksamkeit zu erregen; als Jubiläumskultur stellt sie sicher, daß wir zu sämtlichen regional mächtigen Ereignissen von früher gleichen Abstand gewinnen und daß alles, was vormals geschichtemachende Potenzen und Zäsuren waren, heute zu homogener

Jubiläumsmaterie heruntergesetzt ist. In diesem Sinn ist das Informationswesen der Synchronwelt ein Garant unserer beginnenden Nachgeschichtlichkeit. Wir leben in einem dauernden Übergang in sie. Jedesmal, wenn wir Grund haben zu bedenken, daß dieser Übergang irreversibel ist, haben wir auch Grund, die Modernisierung neu zu bestätigen. Dann zählen wir unsere Schritte in die Modernität eigens nach. Es läßt sich plausibel machen, daß wir heute, bei sehr konservativer Zählung, in der fünften Moderne stehen, weil die Neuzeit als Modernisierungsprozeß über mindestens vier Krisen oder Großreaktionen hinweggeschritten ist: Gegenreformation, Romantik, Vitalismus und Faschismus; folglich stehen wir zur Zeit im Übergang zur sechsten Moderne, weil sich vor unseren Augen der Sieg des Konstruktivismus über den Fundamentalismus und Regionalismus als vorerst letzte Antimodernismen abzeichnet. Das anhaltende letzte Ereignis der geschichtlichen Welt ist die immer weiter aktuelle Globalisierung als Herstellung der ewigen Erdgegenwart. Dieses Großereignis, von Menschen gemacht, verläuft durch die Lebensmitte der gegenwärtigen Generationen. Sie ist das Ungeheure in der Zeit. An ihm läßt sich ablesen, daß neuzeitliche Menschen im Grunde nicht Geschichte machen, wie die Geschichtsphilosophien uns glauben lassen wollten, sondern daß sie im Sinn haben, die Geschichte abzuschließen und nachgeschichtliche Zustände herbeizuführen. Die fortlaufende Annäherung an die ewige Erdgegenwart, in der alle Ereignisse zusammen Null ergeben, war das eigentliche Projekt der Moderne. Insofern war die Idee des Dritten Reiches nicht nur eine faschistoide Parodie auf den christlichen Millenarismus, wie er sich von Joachim von Fiore bis zu Lessing, Schelling und Saint-Simon entfaltet hatte; sie bleibt zugleich die Matrix aller anspruchsvollen Modernismen, weil sie die logische Form eines potentiell letzten Zeitalters zuerst mit einem zureichend formellen Anspruch erfaßt hatte. Um ein modernes, vielleicht sogar ein letztes zu sein, muß ein Zeitalter tatsächlich zumindest ein drittes sein. Ein letztes ist ein Zeitalter dann, wenn es so verfaßt ist, daß in ihm unendlich viel passieren darf, ohne daß irgendetwas in ihm – und nach ihm – noch Epoche machen könnte. Tatsächlich ist die Moderne ihrem zeitlogischen Design zufolge ein immerwährender Anbruch eines dritten Reiches, ein permanenter Übertritt aus der Geschichte in die Nachgeschichte, ein unentwegter Übergang in eine Endzeit ohne Ende. Dies kann nicht anders sein, weil die Ambition der Modernität strukturell unüberbietbar ist.

Hiervon kann man sich durch ein Gedankenexperiment überzeugen, bei dem wir fragen, wie aus der Moderne heraus noch eine folgende Epoche vorzustellen sei. Hierauf gibt es zwei Typen von Antworten: katastrophische und kontinuierliche. Bei der katastrophischen Antwort müßte angenommen werden, daß die Modernisierung als Ganzes durch ein völlig mit ihr inkommensurables Ereignis abgebrochen und in eine unvorhersehbare Richtung umgelenkt würde – entweder durch ein biosystemisches Desaster oder eine theologische Epiphanie oder durch eine extraterrestrische Intervention. Schalten wir diese katastrophischen Varianten wegen ihrer exzessiven Implikationen aus dem Diskurs der Moderne und Postmoderne aus, so bleibt nur der kontinuierliche Antworttypus zurück. Was ihm entsprechend auf die Moderne folgen kann, wird nie etwas anderes sein können als ein weiterer, späterer, potenzierter Aggregatzustand von Moderne. In ihrem eigenen Kontinuum begriffen ist Moderne nachhaltig akkumulativ und nur in anhaltender Selbstaufstufung möglich. Darum futuriert der Prozeß der Moderne sich selbst. Ein Weltprozeß, der seine eigenen Zukünfte erzeugt, entspricht aber dem Begriff des Millenniums oder der Endzeit ohne Ende. Insofern ist die nicht-exzessive Version einer Theorie der Moderne genötigt, zumindest den millenarischen Zug der gegenwärtigen Weltform zuzugeben. Auch das ist viel mehr, als eine konventionelle, auf die rechte Mitte eingeschworene Theorie einräumen könnte, denn mit dieser Konzession käme der ungeheure Charakter der Zeitstruktur von Moderne alarmierend in Sicht. Die konventionellen Formen des Modernismus, Pragmatismus und Populismus, schließen gemeinsam vor dem Ungeheuren, dem sie angehören, entschlossen die Augen; sie sind Fanatismen der Normalität. Es hat sich aber gezeigt: Das Wesen der Neuzeit als Tatzeit ist auch im Hinblick auf ihre Zeitstruktur so unverhältnismäßig, daß es nicht in gewöhnlichen theoretischen oder programmatischen Texten ausformuliert werden kann. Vom Ungeheuren gibt es keine Theorie, sondern nur hyperbolische Projektionen. Man kann sie aussprechen, so wie sich das Gefühl, verrückt zu werden, formulieren läßt; man kann sie gestehen wie die Ahnung, im Traum ein Verbrechen begangen zu haben. Mitwirkung an der Moderne kann nur wie ein radikaler Argwohn gegen sich selbst gebeichtet werden.

Kunstgeschichte und Nichtsgeschichte

Nach dem Ungeheuren als Raumform und Zeitform der Moderne ist vom Ungeheuren in den Dingformen der Moderne zu sprechen. Jeder Zeitgenosse kann ohne Schwierigkeit den steigenden Anteil des Künstlichen in den neuzeitlichen Lebenswelten sich vor Augen bringen. Modernität als Kampagne zur Erhöhung von Komfort und Machtroutinen impliziert die Aufrüstung der Subjekte mit immer wirkungsvolleren Armaturen zur Selbststeigerung: Wir leben längst in technologisierten Lebenswelten, in denen klassische und kybernetische Maschinen für unsere Daseinsformung führend sind. Im Blick auf diese evidenten Phänomene fällt es leicht, die Deutung der Modernisierung als Artifizialisierung plausibel zu machen. Das Gesetz der Moderne ist so gesehen der steigende Einsatz von Künstlichkeit in allen bestandswesentlichen Dimensionen der Existenz. Schwerer fällt es, diesen Befund gegen das verbreitete und zunehmende Unbehagen in der Modernität zu rechtfertigen. Denn die Grammatiken der Hochkulturen lassen uns bis auf weiteres im Stich, wenn es darum geht, den Ort des Künstlichen im Wirklichen auszusagen. Alle traditionellen Denkformen kommen darin überein, daß sie eine Art von Nihilismusverdacht gegen die Artefakte schüren; hiervon sind allenfalls die sogenannten großen Kunstwerke ausgenommen, denen auch das klassische Denken – fast widerwillig – trotz ihrer höchsten Künstlichkeit eine bevorzugte Teilhabe an Sein und Seele zugesteht. In der Tradition des Seinsdenkens, wie es sich in der westlichen Metaphysik verkörpert, bildet das Unbehagen am Artifiziellen eine Konstante. Es drückt den Umstand aus, daß sich in einer Seinssprache nicht sagen läßt, was Maschinen, Zeichensysteme und Kunstwerke «ihrer Natur nach» sind. Es scheint ihre Natur zu sein, mit dem, was typischerweise Natur ist, zu brechen. Nicht umsonst wurde in der neueren Kunstgeschichte der Versuch unternommen, den Kult als einen Grund für Bilder herauszuarbeiten, der tiefer liegt als das Artifizium. Auch Kult ist Derivat des Seins; er deckt die Bilder mit altem gestischem, religiösem, ja physiologischem Sinn; er will den Zeichenschaum am Fleisch der Dinge, ja am agierenden Leben selbst anschließen lassen. Man versteht das leicht: Wo vom Primat des Seins ausgegangen wird, dort können Künstlichkeiten nur als ontologische Bastarde begriffen werden; in denen hat das Nichts dem Sein unrechtens Teile seiner Fülle entrissen. Werden Ästhetik und

Technologie unter dem Vorzeichen des Seins aufgefaßt, so entstehen immer und mit Notwendigkeit mehr oder weniger explizite Denunziationen der Scheinwelt. Die Werke der Kunst sind wie die der Technik eigentlich die Kinder des Nichts – zumindest nur Halbgeschwister des wahren Seienden; sie sind dann Gebilde des ontologischen Unrechts, urbildlos und nur als Ausdünnungen des Seins zu begreifen, von der Ursprungsseite her ungedeckt und unwesentlich im starken Sinn des Wortes. In ihnen schwindelt sich ein begriffsunfähiger Zusatz an Nichtigkeit in die dichte Welt der Naturdinge ein. Man versteht, wie bei der prinzipiellen Steigerung des artifiziellen Faktors in der Moderne aus diesem Denkansatz eine totalisierende Kritik an der Seinsverlassenheit der Kunstwelten folgen mußte; die letzten Denker des Seins empfinden sich unweigerlich selbst als die letzten Lebendigen in einer Umwelt aus buntem Tod, sprich Maschinen, Simulakren, Signifikantenströmen, Geldbewegungen. Für sie ist die neueste Kunstgeschichte ein von verlorenen Seelenresten illuminierter Totentanz – die Kunstwelt verwest als nihilistischer Voluntarismus. In ihrer Mitte thront der Kurator (wahlweise auch der Regisseur, der Feuilletonchef) als Papst der Verlassenheit von allen guten Geistern. Heidegger hat dieser artifiziellen Welt die noch immer von Ursprungsfülle gedeckte Natur entgegengesetzt:

> «Die Birke überschreitet nie ihr Mögliches. Das Bienenvolk wohnt in seinem Möglichen. Erst der Wille, der sich allwendig in der Technik einrichtet, zerrt die Erde in die Abmüdung und Vernutzung und Veränderung des Künstlichen. Sie zwingt die Erde über den gewachsenen Kreis ihres Möglichen hinaus in solches, was nicht mehr das Mögliche und daher das Unmögliche ist.»[3]

Wer die Kunst- und Technikgeschichte als Seinsgeschichte lesen will, kann überall nur Verendungen bemerken – Vergessenheit des Seins, Ende der Kunstgeschichte als Seinsgeschichte, Absturz der Menschheit ins Unmögliche, Multimediale für tote Seelen.

Man kommt nicht umhin, sich darüber Rechenschaft abzulegen, daß die Geschichte des Künstlichen nicht länger im Stil von Seinsgeschichte entwickelt werden kann. Das künstliche Ding kann sich – wird es vom Sein her gedacht – nie von dem Verdacht der ontologischen Dekadenz und des Verrats an einer anfänglichen Seelenfülle befreien. Seinsdenken reicht nicht zu, um zu begreifen, was die Moderne ausmacht: De-Animismus in Aktion. Wenn die Hochkulturen auf der Entdeckung und Ausarbeitung des Unterschieds zwischen Subjekt und Objekt oder Seele und Ding beruhten, so hat die Moderne diese klassischen Grenzziehungen ins Wanken gebracht. Damit kommt eine fortschreitende Umverteilung in Gang, in der bisheriges Seelisches in die Sphäre der Dinge, bisheriges Subjektives in den Umfang des Objektiven verschoben wird. Gotthard Günther, der die anspruchsvollste Theorie der Technik in diesem Jahrhundert entwickelt hat, weist auf den weltgeschichtlichen Sinn dieser Verschiebungen hin.

> «In der bisherigen Geschichte der Technik ist das Verhältnis von Subjekt und Objekt insofern irrtümlich beschrieben, als das klassische Denken dem Bereich der Seele noch eine überquellende Fülle von Eigenschaften zuweist, die in Wirklichkeit auf die Dingseite gehören und dort als Mechanismen höherer Ordnung begriffen werden können.»

Daraus ergibt sich ein unabsehbar weitreichendes Programm anthropologischer Selbstkorrekturen.

> «Der Prozeß dieser Korrektur ist dasjenige, worum es sich in der nächsten Großepoche der Weltgeschichte handeln wird.»[4]

Die Moderne als das Millennium der fortschreitenden Verkünstlichung hat ihre Substanz demnach im Technischen als «progressiver Eroberung des Nichts». Die Tiefe der Zukunft ist heute nur als Komplex von Wachstumsdimensionen des Artifiziellen zu denken. Ein solcher Zuwachs aber läßt sich nicht mehr als Phase der Seinsgeschichte entwickeln; wer ihn begrifflich berühren will, muß ihn als Nichtsgeschichte in Entfaltung auffassen. Das Nichts gibt sich mehr als eigentliches Element der Fortschrittsfähigkeit zu erkennen. Wenn dem Sein durch Denken zu entsprechen ist, so sind die Entsprechungen zum Nichts gewagte Sprünge in die Operation: das Wollen, das Handeln, das Komponieren sind adäquate Antworten auf die Erkenntnis, daß im Nichts nichts zu erkennen, doch alles zu vollbringen ist. Insofern darf man sagen, daß das Nichts das Element der Modernität sei; an ihrem Anfang war und bleibt immer die Tat, oder zeitgenössisch gesprochen, das Unternehmen. In das Nichts lassen sich durch den operationsfähigen Willen Ungeheuerlichkeiten an steigender Verkünstlichung setzen: Diese bieten späterem Denken die Vorlagen zur Reflexion über Seiendes an. Wenn vor drei Jahrtausenden das klassische Denken einsetzte unter dem ungeheuren Eindruck einer Natur, die einen uneinholbaren Vorsprung vor aller menschlichen Aktion zu haben schien, so ist auch dieses Denken schon, bei aller Überwältigung durch das Sein vor ihm, schon eine Tat, deren fernste Folgen sich erst in der Moderne enthüllen werden. Indem sie die Natur der Naturen kontemplieren wollte, erzeugte die klassische Vernunft den typisch metaphysischen Schein erhabener Ruhe. Ihre Elemente waren Geist und Stein, beides verstanden als die extremen, allem Handeln überlegenen Naturen; darum sind in der klassischen Metaphysik die Kategorien und die Mineralien gleichsam Komplizen *a priori;* sie sind die ahistorischen und akinetischen Größen *par excellence.* Das moderne Denken hingegen folgt, zunehmend beunruhigt, der menschengemachten Geschichte. In deren Verlauf mußte sich ein Punkt nähern, von dem an der Menschenwille mächtig genug wurde, um zum Konkurrenten der Natur aufzusteigen. Von da an verloren Natur und Sein ihr ontologisches Monopol: sie sahen sich abgelöst durch eine Serie künstlicher Schöpfungen aus dem Nichts. So nimmt es nicht wunder, daß in der Hochkultur die Hochburgen des Seins immer schon einen dunklen Schatten um sich schleichen sehen – eben jenes Nichts, das zunächst nur als das Böse und Seinswidrige vorgestellt werden konnte. Mit dem modernen Nihilismus schließlich wurde die neuzeittypische Macht des Menschen, bodenlose neue Handlungen zu begehen, offiziell erkannt und unter einem markanten, wenn auch diffamierenden Namen allgemein vorgestellt. Inzwischen ist der üble Schein vom Nichts des Nihilismus abgeblättert. Der Nihilismus ist, wie wir jetzt wissen, nur das Revers der Kreativität – und welcher Moderne würde sich sein Geburtsrecht auf schöpferisches Leben absprechen lassen? Für die gesamte Weltzeit kommender Modernitäten ist am Vorrang des Willens zur innovativen Künstlichkeit vor der Bereitschaft, sich unter ein Natur-Altertum zu beugen, kein Zweifel mehr möglich. Darum können im Kern der weitergedachten Moderne nur noch Unternehmer, Erfinder und Künstler, nicht aber mehr Denker im Sinn der philosophischen Tradition auftauchen; das Denken selbst als Entsprechung zum Sein ist offenkundig dabei, eine marginale Funktion zu werden; die Hirten des Seins rücken an den Rand, ja das Sein selbst, als Reich der gewesenen Freiheit, nimmt sich nun aus wie eine schmale Provinz – es ist an den Rand des Aktiv-Imperiums gedrängt worden. Es gibt jetzt eine Seins-Flucht, wie es eine Landflucht gab; fortwährend ziehen die neuen Nichts-Unternehmer, die Künstler, die Organisatoren, wie auch die Unternehmer im engeren Sinn, aus der alten Welt des erkannten Seins weg, um sich in der neuen des gewollten Nichts niederzulassen. Der typische Gestus dieser Seins-Flüchter ist das In-Führung-Gehen eines Willens, der nach der Macht greift, die im Weitergehen liegt. Unternehmer und Künstler hüten und schonen nicht, was es schon gibt, sondern setzen ins Werk und brechen vom Zaun, was so nie da war. Das alte Sein sieht sich überragt von einem an Mächtigkeit ständig zunehmenden Nichts, dessen Niederschläge sich als Akte der Verkünstlichung in Apparat- und Bildkulturen um uns ausbreiten. Was einst das Sein hieß, steht schon heute da wie eine Kapelle zwischen Wolkenkratzern – oder wie ein Gottesbeweis inmitten eines Computerausdrucks, rührend. Aus Glas, Stahl und neuen Werkstoffen wächst eine bis auf weiteres unabschließbare Zwischenwelt heran, die weder Natur noch aktueller Wille ist, sondern Apparatewelt als gewesener Wille, dazu Technikmüll als Abfall aus der Masse entwerteter Artefakte; Riesenstädte und Müllberge sind die typischen Resultate aus titanischem Betrieb. Dessen anhaltende Erfolge bewirken, daß von einem Ende der Kunstgeschichte so wenig die Rede sein kann wie von einem Ende der Weltgeschichte. Es gibt keinen Grund, nicht zu glauben, daß das Beste soeben entsteht oder in Zukunft kommen wird. Wer das nahe Ende von was auch immer vor sich zu sehen meint, zieht falsche Schlüsse von Müdigkeit auf Weltvorgänge. Was wirklich endet, ist die Möglichkeit, von einer Seinsgeschichte her die Kunst- und Willensgeschichte zu überdenken. Die Moderne als Weltprozeß steigert sich weiter zur Tatzeit des offenen Ungeheuren; sie bleibt die vorrangig wirklichkeitsmächtige Vollzugsform einer unüberdenkbaren Nichtsgeschichte. Darum blickt die Menschheit, wo sie ihre Willenshorizonte in ständig erweiterten Routinen ausbaut, in eine dimensional weitgestaffelte Zeiten-Tiefe hinaus. Wer auf das Sein setzt, erlebt Verschleiß. Die Chance der Moderne ist die Unmöglichkeit, das Nichts zu erschöpfen.

Die Moderne und kein Ende

Von Hans Belting

1

Das nahende Jahrhundertende hat die Debatte, in welcher Zeit – oder in welcher Moderne – wir uns denn eigentlich befinden, wieder belebt. Aber die Erinnerung an das letzte Fin de siècle verringert das Vertrauen in den Wert der Selbstdiagnose. Damals, als der Film erfunden und bahnbrechende naturwissenschaftliche Entdeckungen gemacht wurden, war das Lebensgefühl, ähnlich wie heute, von dem Eindruck der Dekadenz bestimmt. Die Moderne, wie wir sie heute meist verstehen, stand noch vor der Tür, während sie damals, im ersten Jahrhundert der Moderne, zu enden schien. Heute werden der Moderne Pharaonengräber in Gestalt von neuesten Museen gebaut, als wollte man sie vor dem Untergang noch rasch für die Ewigkeit kanonisieren. Ein Ende der Moderne kann sich übrigens niemand vorstellen, nachdem uns auch die Postmoderne nicht daraus entlassen hat. Manche sehen ein Zeitalter globaler Telekommunikation kommen, in dem die Moderne erst wirklich beginnt. Aber welche Moderne? Heinrich Klotz spricht aufmunternd und werbend von einer «Zweiten Moderne», während das Ulmer Forum für Gestaltung eine Tagung zur «dritten Neuzeit» vorbereitet. Andere wiederum reden vom «Ende der Avantgarde», vom «Ende der Utopien» und sogar vom «Ende der Geschichte». Die Moderne war von Anfang an ein Endbegriff, so wie nichts gegenwärtiger als die Gegenwart, nichts zukünftiger als die Zukunft sein kann. Und doch ist diese endzeitliche Moderne inzwischen so langlebig geworden, daß man, um sich in einer neuen Zeit zu fühlen, sie schon abzählen muß.

Neu sind heute aber nicht nur die «neuen Medien», sondern auch die Erfahrungen mit einer *globalen Moderne* auf dem Siegeszug der Telemedien. Damit verändert sich unsere alte Diskussion über die Moderne, die längst nicht mehr uns allein gehört, auch wenn wir sie ungerührt als westliches Monopol betrachten, das für den weltweiten Export bestimmt ist. Eine Moderne, die schon unsere Großväter und deren Großväter erfunden haben, ist in vielen Kulturen der Dritten Welt ein brandneuer Import, mit dem man dort einstweilen nur passiv umgehen kann, weil die Kräfte zur aktiven Intervention noch gar nicht vorhanden sind. Die *globale Moderne* ist ein zweifelhafter und gefährlicher Erfolg, dessen Probleme aber unser Bewußtsein noch nicht erreicht haben, auch wenn wir eilig über eine «multikulturelle» Welt reden, die wir doch selber beherrschen, wenn nicht sogar nivellieren wollen.

Inzwischen treibt man im eigenen Hause eine gepflegte Streitkultur, in der sich die Moderne weiterhin auf eine längst bewährte, moderne Weise zum eigenen Thema macht. Dazu gehört auch, daß sie sich ständig von sich selber verabschiedet, um sich dann um so lauter unter neuen Namen zurückzumelden, ob sie nun «Postmoderne», «New Age» oder «Medienkultur» lauten. Es ist inzwischen zu einer Frage des Temperaments geworden, ob man vom Niedergang der Moderne spricht oder vom Aufgang einer noch viel moderneren Moderne. Das einmal begonnene Spiel wird auf jede Weise in Gang gehalten, so wie im Spielkasino diejenigen, die eine Partie verloren haben, erst recht weitermachen.

In der Moderne über die Moderne zu sprechen, hat also etwas Tautologisches an sich. Wir haben uns so fest in der Moderne eingerichtet, auch mit unseren stereotypen Klagen über dieselbe, daß wir uns keine Zeit außerhalb der Moderne mehr vorstellen können und die Erinnerung an einen anderen Zustand unserer Kultur schon verloren haben. Die Moderne ist deswegen auch längst kein Zeitbegriff mehr. Wovon sollte sie sich denn noch unterscheiden? Es geht nicht um die Moderne, sondern um Modernität und also um eine Frage des *Bewußtseins,* aber nicht um eine Frage der *Definition.* Die permanente Moderne hat ohnehin soviel Rhetorik in sich gespeichert, daß sich in diesem Angebot frei bedienen kann, wer etwas behaupten oder widerlegen will. Die Sprachregelungen im sogenannten Diskurs der Moderne wirken manchmal wie Feigenblätter, die ebenso unseren Dissens wie unsere Ratlosigkeit bedecken. Je mehr uns die Gewißheit über die eigene oder über die neueste Moderne abgeht, desto mehr ersetzen wir sie durch lautstarke Thesen, die denn auch den tausendfach bewährten Effekt haben, daß der Streit sofort nur noch über die Thesen und nicht mehr über die Sache geht. Thesen sind die Ware derjenigen, die nichts Materielles produzieren, während die Architekten und Designer ihre Produkte mit Manifesten verkaufen, in denen sie die völlige Sicherheit über die nächste Moderne simulieren.

Vielleicht gehören Thesen, mit denen wir uns, solange sie aktuell sind, die Welt verständlich machen wollen, zum permanent vorläufigen Zustand der Moderne. Ihr Pluralismus war unvermeidlich, nachdem die großen politischen Bewegungen ausfielen. Thesen nahmen schrittweise den Platz von Traditionen ein, die zwar auch nicht viel mehr Wahrheit enthielten, aber länger dauerten, bereitwilliger geglaubt wurden und nicht immerzu neu erfunden werden mußten. Auch Kunstwerke kommen seit langem als Thesen daher, die sich zunehmend privatisieren, also Meinungen wiedergeben und persönliche Gesten machen, die weder die Öffentlichkeit in die Pflicht nehmen noch sie provozieren können. Thesen sind Modelle der Erklärung, aber keine Modelle des Lebens. Sobald der Avantgarde bereitwillig ihre Thesen zugestanden wurden, war ihre Rolle als Unruhestifter schon zu Ende. Die Kunst aber erschien nur so lange als ein fleckenloser Spiegel der Moderne, wie man sie beim Wort nahm und nur die Kunst in ihr sah. Heute ist das nicht mehr möglich. Man kann, wie es im folgenden geschieht, nicht mehr allein über die Kunst sprechen, wenn man über die Moderne spricht. Schon kehren in den Tempel der modernen Kunst die Händler zurück, die wir aus der Erinnerung getilgt hatten: es sind nicht nur die Kunsthändler, die den *«modernism»* gemacht haben, wie es in Michael C. Fitzgeralds neuem Buch über Picasso und den Kunstmarkt beschrieben ist, sondern es sind die dunklen Agenten der erlittenen Geschichte, die auch der Kunst ihre so verzweifelt beschworene Unschuld geraubt haben.

2

Ein neues Problem der Moderne liegt in ihrem universalen Geltungsanspruch, der sich auf die Erfolgsbilanz von Naturwissenschaft und Technik beruft, also auf weltweit begehrte Errungenschaften, in denen allein der Erfindungs-Fortschritt zählt. Auto, Flugzeug, Fernsehen und Computer, aber auch Jeans, Coca-Cola und Fast food haben sich in der ganzen Welt durchgesetzt, so daß manchmal der Eindruck entsteht, als seien sie bloße Nebenprodukte einer überlegenen westlichen Kultur: einer triumphierenden Kultur der Moderne. Schon ist die alte Kulturdebatte, die zwischen Europa und den USA ausgetragen wurde, in Vergessenheit geraten, weil sich das Identitätsbewußtsein des Westens verschoben hat. Die heutige Moderne hat ein amerikanisches Gesicht und ist durch die weltweite Medienmacht der USA geprägt, also durch ein Land mit einer alten multikulturellen Gesellschaft, das gleichwohl kein Modell für eine Weltgesellschaft abgibt. Von einer westlichen Moderne zu reden, setzt also eine Situation voraus, die erst ein halbes Jahrhundert alt ist, nachdem ganz Europa den letzten Weltkrieg verloren hatte. Heute hat sich diese Situation noch einmal verändert, seit die Globalisierung das Profil dieser westlichen Moderne aufzulösen beginnt und eine Krise herbeiführt, deren erste Symptome in der zeitgenössischen Kunst außereuropäischer Länder schon sichtbar werden.

Ein anderes Kennzeichen der heutigen Moderne ist die Faszination von Spiegel und Spiel, die eine bisher unbekannte Verbindung miteinander eingehen. Spiegel werden heute dazu benutzt, um fiktive Spiegelbilder im Spiel zu erzeugen: Es sind die elektronischen Bildmedien, die sich als Spiegel einer erfundenen Welt anbieten. Darin lösen sich die Konturen des Menschenbildes auf, auf das die Spiegel so lange eine Antwort gaben, wie sich der Mensch darin selber suchte. Heute ist er mehr mit den Spiegeln als mit sich selbst beschäftigt. Die Medien-Spiegel entleeren sich von gespiegelter Realität und füllen sich im gleichen Maße mit virtuellen, im Spiel erzeugten Bildern, ohne noch den Benutzer im Bild festzuhalten. Sie treten mit dem Anspruch auf, nicht nur selber immer wieder neu zu sein, sondern auch eine neue, nur im Spiegel existierende Welt abzubilden und sogar einen neuen Menschen zu erfinden. Damit ergibt sich eine ungewohnte Asymmetrie zwischen Betrachter und Spiegel. Der Mensch, der diese imaginären Spiegel selber erfindet, ist die einzige vormoderne Existenz in diesem modernen Spiegelsalon geblieben.

Inzwischen liebt man jede Art von technischem Spielzeug, unter das auch schon die Bilder eingewiesen sind, und möchte es ebenso verstehen, wie man einmal die Welt verstehen wollte. Da man die Welt nicht mehr beherrschen kann und man an den eigenen Körper gefesselt ist (wie die Erfahrungen mit der gefährdeten und daher gefährlichen Natur beweisen), erfindet man sich eine künstliche Welt, um in ihr den Herrn zu spielen, und einen virtuellen Körper, der in der Welt keinen Schatten mehr wirft. Auch die Kunst muß diesem weltflüchtigen Spieltrieb genügen und wird folglich interaktiv, was doch wohl heißt, daß sie sich ihrerseits dem bisherigen Betrachter und Bewunderer als Spielzeug ausliefert, das zu einer wertneutralen Spielhandlung anregt, in der Überraschung und Unterhaltung eher zu erwarten sind als Erkenntnisse. Der Benutzer hat das Spiel nicht erfunden, aber fühlt sich autonom und schöpferisch, sobald er das Spiel zu bedienen weiß.

In dieser Obsession von Spiegel und Spiel wächst der Fiktion, die in der modernen Kunst immer schon ein erstes Prinzip bildete, eine neue Qualität zu. Wir benennen die Fiktion mit neuen Namen wie Simulation und Animation (ihrerseits Umschreibungen von Spielhandlungen), seit wir sie im Computer erfinden, speichern und wieder erfinden können. Der Machtkampf zwischen Fiktion und Realität, der zur Geschichte der Moderne gehört, setzt sich darin fort. Auch die Rolle der Kunst war immer schon davon tangiert. Wenn sich die Kunst auf die Fiktion warf, wurde sie dabei immer wieder von ihrer Umwelt übertroffen, welche ihr die Schau stahl mit der «Fabrikation der Fiktionen», wie Carl Einstein die Realitäts-Surrogate der damaligen Waren und Medien nannte. Heute hat sich diese Aporie verstärkt, und man kann darüber streiten, ob die Technologie zur Kunst oder die Kunst zur Technologie werden soll, es sei denn, daß sich die Kunst innerhalb der Technologie auf eine geheime Gegenposition zurückzieht, in der sie den Menschen und die Welt noch einmal ins Spiel bringt.

Es bedarf keiner umständlichen Darlegung, daß die heutige Moderne in all ihren Neuheiten der bisherigen Moderne nicht widerspricht, sondern sie bestätigt und vielleicht überbietet, verwandelt – aber doch fortsetzt. Schon die globale Moderne ist eine neue Spielart des Universalismus, der von Anfang an in den bekannten modernen Utopien angelegt war: absolute Kunst, allgemeiner Stil, reine Funktion, Weltgesellschaft, «Erziehung der Menschheit«, Aufklärung usw. Nur könnte das universale Thema Schaden erleiden, je mehr es Wirklichkeit wird. Auch die Fiktion, als ein Ort der Freiheit von Welt und ein Symbol der kreativen Allmacht, gehört zum Standardgepäck der Moderne. Der Spieltrieb verbindet sogar die Themen des Universalismus und der Fiktion, denn man kann nun «Welt spielen», auch wenn die Welt nicht mitspielen sollte. Endlich ist die durchgesetzte Moderne auch nichts anderes als die Moderne. Nur die kritische Instanz, die lange Zeit der modernen Kunst übertragen war, erleidet in der heutigen Situation eine Einbuße. Wir mögen uns mit dem Gedanken trösten, daß die Kunst immer nur dann kritisch war, wenn ihr die Moderne nicht modern genug war, und müssen uns heute an den Gedanken gewöhnen, daß es eine Moderne ohne Avantgarde geben kann.

3

Es gehört zur Autosuggestion der Moderne, daß sie sich immer wieder nach der *tabula rasa* sehnte und daß einzelne Künstler oder Ideologen einen Nullpunkt erdachten, an dem alles neu werden sollte. Diese Nullpunkte hat es in Wahrheit nie gegeben, aber sie sind Glaubenssache geworden, so wie es vor der Moderne die klassischen Ideale gewesen waren, die man blind nachahmen wollte. Ein Nullpunkt sollte in der Kultur gerade das vertreten, was in der Technik eine Erfindung war. Es ist faszinierend zu sehen, wer sich auf welchen Nullpunkt beruft, an dem er seine eigene Moderne beginnen läßt. Die Nullpunkte sind die Visitenkarten eines verbreiteten modernen Idealismus, ob sie nun Primitivismus, Fluxus, Zero oder Body Art heißen. Die Russen suchen natürlich den klassischen Nullpunkt in ihrer eigenen, so früh verdrängten Moderne, wobei das Heimatbedürfnis obsiegt, und kehren immer wieder zu dem ‹Schwarzen Quadrat› Kasimir Malewitschs zurück, wobei sie großzügig übersehen, daß es sich dabei um ein hochkompliziert gemaltes Bild handelt, in dem sich das finstere Quadrat wie eine stolze Figur in der Welt behauptet. Die Moderne ist voll mit den Phantomen solcher angeblich schwarzen Quadrate, so daß sich jeder heute zu seinem Lieblingsquadrat bekennen kann.

Die Moderne hat immer ein gutes Gewissen dabei gehabt, die Vergeßlichkeit über ihre bereits gelebten Leben zu betreiben. Wie sonst hätte sie denn auch modern bleiben können? Die Erinnerung war von Anfang an verpönt, denn sie schwächte die Illusion des voraussetzungslosen Neuanfangs. Je länger aber die Moderne dauerte, desto weniger ließ sich die Selbsterinnerung verdrängen und desto imperativer kam der Wunsch zur Kanonbildung, und sei es durch eine Restauration oder Revision der bereits realisierten Moderne, zum Zuge. Da meldete sich auch das Bedürfnis, irgendwo zu Hause zu sein: wenn schon nicht an einem Ort, so doch in einer Zeit. Die Religion, dann die Nation und endlich der Sozialismus fallen heute in dieser Funktion aus, und so hält man sich an die Moderne, in der man zu Hause bleiben will, auch wenn andere mit dem Auszug aus diesem Haus drohen.

Übrigens ist die Moderne nicht alleine eine Zeit, sondern kennzeichnet, zumindest bei uns, auch einen Lebensraum, also einen Ort. Man erfreut sich an der räumlichen Präsenz einer gebauten Moderne und vergrößert diese Präsenz durch den Bau von Museen, in denen diese Moderne gesammelt wird. In Deutschland lieben wir die gebaute Moderne um so mehr, als sie zwischen den Kriegen nur in Ansätzen zustande kam oder zerbombt wurde, in der Nachkriegszeit also schon als restaurierte Moderne, mit einem Heldenantlitz, nachgebaut wurde. Und doch hat eine solche Präsenz immer etwas von einer Kulisse an sich. Sie verdeckt den Blick auf die Zeit, in der sie gebaut wurde. Was sichtbar anwesend ist, das glauben wir, da wir es ja sehen können, auch zu verstehen. Da sind aber nur Steine zu sehen, über die wir uns inzwischen unsere eigenen Gedanken machen, während die damaligen Ideen die Steine nicht überlebt haben, sondern jener Amnesie anheimgefallen sind, aus der jedes Geschichtsbewußtsein lebt. So kann ungehindert eine Identifikation entstehen, die trotz der Absicht der Erinnerung wiederum auf Vergeßlichkeit beruht.

Doch hat die Moderne weder allein in der Zukunft noch allein in der Erinnerung existiert. Jede *gelebte Moderne* hat aber den Idealismus gedämpft und ersatzweise die Erwartung auf eine erst kommende Moderne gesteigert. Unter denen, die die Moderne nicht nur gelebt, sondern erlitten haben, möchte ich Walter Benjamin herausgreifen, der in den Aufzeichnungen zum nie vollendeten ‹Passagenwerk› niederschreibt: «Das Moderne die Zeit der Hölle. Die Höllenstrafen sind jeweils das Neueste, was es auf diesem Gebiet gibt.» Es liegt also ein moderner Irrtum darin, sich in der neuesten Höllenstrafe aus der Hölle befreit zu denken. Das «ewig Heutige», wie es da weiter heißt, wird durch den «modischen Wechsel» erst recht monoton.

Walter Benjamin war, mit allen seinen zeitgemäßen Idealen und Irrtümern, ein echtes Kind der Moderne. Wir sehen ihn in den Pariser Archiven sitzen, wo er mit einem geradezu nostalgischen Eifer eine Moderne des 19. Jahrhunderts erforschte, die es in Deutschland nie gegeben hat. Gleichzeitig ging er um so energischer daran, in seiner eigenen Zeit den Triumph der Technik über die Kunst als Ergebnis der Moderne zu feiern. Deshalb schrieb er 1936 den berühmten Essay, den ganze Generationen wie einen Glaubensartikel nachgebetet haben. Dabei ging es ihm in Wahrheit darum, «die Kunst zu liquidieren», was man heute so gerne übersieht, während ihn der Freund Adorno, wie wir jetzt aus dem Briefwechsel wissen, damals davor entschieden warnte: Dieser wollte der Moderne gerade diejenige Freiheit erhalten, die in der Kunst liegt. Benjamins modernster

Zug ist die unausrottbare Angst, die Moderne möchte scheitern, nachdem man sie in Deutschland so lange verpaßt hatte. Deshalb wollte er sie auch mit Gewalt politisieren, um über alle antimodernen Gewalten Herr zu werden, die in Wahrheit aber nur ein anderes Gesicht der gleichen Moderne zeigten.

Heute sind es nicht wir, sondern sind es die nicht-westlichen Länder, die glauben, die Moderne verpaßt zu haben, und sie deshalb um jeden Preis nachholen wollen, um am heutigen Lebensstandard zu partizipieren. Auch werden sie wenig Verständnis dafür haben, daß wir von einer modernen Hölle reden, weil sie sich in eine ganz andere Hölle versetzt fühlen, die durch den modernen Westen erst eröffnet wurde. Im Westen haben wir die Moderne nicht verpaßt und sie so wenig scheitern sehen, daß manche sich wünschten, sie möge scheitern. Aber auch das ist illusorisch, und es kann nur darum gehen, die Moderne menschengerecht zu machen, was, je mehr es gelingt, die bisherige kompensatorische oder prognostische Rolle der modernen Kunst übrigens erledigt: Darin ist schon Hegel ein moderner Denker gewesen.

4

Wer die verschiedenen Personalausweise einsehen will, mit denen sich die Geschichte unter dem Namen «modern» hat immer wieder registrieren lassen, wird bald die Entdeckung machen, daß mit dem Begriff nicht eben viel anzufangen ist. Dabei will ich erst gar nicht auf die Vorgeschichte eingehen und erwähne nur beiläufig das Kuriosum, daß der Begriff schon im Mittelalter entstanden ist, wo von einer Moderne noch keine Rede sein kann: damals also, als sich die Intellektuellen (wer sonst?) als sogenannte *moderni* von den *antiqui* im heidnischen Rom unterscheiden wollten. Auch die Renaissance, in der man den Spieß umdrehte und die *antiqui* hemmungslos nachahmte, braucht uns hier nicht zu beschäftigen. Schon damals konnte es vorkommen, daß in Padua der eine Bildhauer mit dem Pseudonym *antico*, der andere, übrigens in ganz ähnlichen Werken, dagegen mit dem Pseudonym *moderno* um Kunden warb. Im sogenannten Streit um die Antiken und die Modernen ging es bereits im 17. Jahrhundert um das Recht auf ein eigenes Selbstbewußtsein. Schon wollte sich der Mensch nur noch auf sich selber beziehen, weshalb dann bald die sogenannte Aufklärung erstmals den Fortschritt der Menschheit proklamierte.

Aber die Aufklärung, solange wir mit ihrem Thema auch beschäftigt waren, gehört wohl eher zur Vorgeschichte. Von der Moderne kann erst seit der Französischen Revolution, wenn überhaupt, sinnvollerweise die Rede sein. Seither sah alle alte Zeit nur mehr alt aus, und man entdeckte bald das Ideal des *Zeitgenössischen*. Diesen Zeitgeist nannte man jetzt, ohne damit noch den bisherigen Geschichtsvergleich zu verfolgen, wiederum «modern», indem man einen uralten Begriff passend umwidmete. Natürlich war damit die Rolle der Geschichte nicht erledigt, weil die einen schon ihren Verlust beklagten, während sie die anderen erst kommen sahen – also beide Seiten sich so verhielten, wie wir uns heute zur Moderne verhalten. Man einigte sich nur noch auf die Gegenwart, und Charles Baudelaire führte 1860 dafür erstmals den Begriff *«la modernité»* ein, womit das fehlende Substantiv für das neue Zeitbewußtsein des rein *Heutigen* gefunden war, das durch die jeweils letzte Mode zu leben, zu denken und sich zu kleiden, bestimmt ist. Diese erste Moderne aus der Generation Edouard Manets und Emile Zolas war mit ihrer Jagd nach flüchtiger Gegenwart dazu gezwungen, ihr eigenes Alter ständig zu beschleunigen und sich selber für antik zu erklären, um immer wieder modern sein zu können. Das hat ebenfalls Baudelaire schon bemerkt. Diese erste Moderne, die auch ein echtes Selbstbewußtsein von ihrer Modernität besaß, verteidigte sich gegen die Traditionalisten mit einer begeisterten Selbstbeschreibung, in der sie sich eben so akzeptierte, wie sie war.

Aber die Gesellschaftsutopien, die in ihr bereits heranwuchsen, verlangten bald eine ganz andere Definition der Moderne: nicht einer Moderne der Gegenwart, sondern einer solchen der Zukunft. Die Gegenwart genügte ihren Idealen nicht mehr, sondern mußte einer Zukunft geopfert werden, in der die wahre, die endzeitlich glückliche Moderne zum Sieg gelangen würde, wenn man nur für sie kämpfte, und sollte dabei die halbe Menschheit zugrunde gehen. Die Moderne war jetzt Ziel und Utopie, nicht mehr Gegenwart. Der Kunst fiel dabei eine Vorreiter-Rolle zu, um diese künftige Moderne im Vorgriff bereits zu repräsentieren, was nur durch die unversöhnliche Distanz zur Gegenwart möglich war. Den Revolutionen kam die Aufgabe zu, die Zukunft schneller zu erobern. Die Futuristen trugen diese Zukunft schon im Namen, und der Weltkrieg kam nicht nur ihnen gelegen, um eine neue Ordnung zu errichten, in der die Welt radikal modern aussehen würde. Diese Autosuggestion, wie immer sie auch aussah, war so erfolgreich, daß selbst wir noch glauben, daß die Moderne erst damals begann, wenngleich es sich um 1920, zweifellos in Paris, bereits um eine Neomoderne handelte. Vielleicht liegt einer der Gründe darin, daß die Utopien jetzt auch die Architektur eroberten, wenngleich der Funktionalismus und die neuen Bautechniken schon im 19. Jahrhundert vorbereitet waren.

In Europa war diese Moderne schon nach zwanzig Jahren zusammengebrochen, nicht nur weil die Faschisten und die Sowjets sie liquidierten, sondern weil sie die Gegenkräfte in sich nährte, sobald sie ihr utopisches Gesicht verlor und zur unerwünschten Realität geworden war. Die Realismus-Debatte der dreißiger Jahre ist die Frucht der Skepsis gegen die ewige und blutleere Utopie mit ihrem erzieherischen Besserwissen und ihrer Liebe für die Maschine statt für den Menschen. Niemand weiß, ob sich diese «Klassische Moderne» noch einmal erholt hätte, wenn nicht nach dem zweiten Krieg die USA wieder einmal eine «Neue Moderne» ausgerufen hätten. Man braucht nur Barnett Newman zu lesen, um sich davon zu überzeugen, daß die Amerikaner sich in einer Stunde Null und am Anfang ihrer eigenen Moderne fühlten, zumindest ihre Unabhängigkeitserklärung auf dem Sektor der Kunst erst jetzt feierten. Auch in Europa gab es fünfzehn Jahre später, um 1960, wieder eine utopische Stunde Null, die aber bald von dem Slogan über das «Ende der Avantgarde» abgelöst wurde. Der Neorealismus und die Neoavantgarde verbündeten sich mit der Postmoderne zu stets wechselnden Allianzen und Gegenallianzen, bis in der Videokunst der *deus ex machina*, im wörtlichsten Sinne, auftrat. Im übrigen rundete sich der erste Dreierzyklus der Moderne: auf die Moderne der *Gegenwart* und jene der *Zukunft* folgte die Moderne der *Erinnerung*, auf die Prospektive die Retrospektive, wie es sich für alle anständigen Zyklen der Kulturgeschichte gehört.

Man kann heute schon eine Archäologie der Moderne betreiben, um die einzelnen Schichten wieder aufzudecken, die von nachfolgenden Schichten immer wieder überlagert wurden und doch dem gleichen kulturellen Gestein angehören. Nur liegen die einzelnen Schichten dichter übereinander, als sie es in älterem Gestein taten. Die Zeit der Moderne dauert nun etwa zweihundert Jahre, und in ihr sind alle die Kunstinstitutionen erst entstanden, von denen wir manchmal glauben, daß sie schon immer existierten: Das Museum ist kaum älter als die Eisenbahn. Wer wollte aber abstreiten, daß die

Eisenbahn, in der wir immer noch fahren, eine moderne Erfindung ist? Auch das Kino feiert seinen hundertsten Geburtstag, und wir gehen immer noch gerne hinein. Die Photographie ist noch ein halbes Jahrhundert älter als das Kino, und immer noch nehmen wir die Kamera in die Hand. Und auch das «Ende des Gemäldes», über das schon 1922 Essays geschrieben wurden, ist Gott sei Dank noch nicht gekommen. Die Moderne, so darf man schließen, ist nicht nur schnellebig, sondern eben auch langlebig.

In wenigen Jahren wird, wenn ich richtig rechne, zwar nicht die dritte Moderne, aber das dritte Jahrhundert der Moderne beginnen. Es hat in der digitalen Welt und im *Internet* bereits begonnen, wenn auch noch nicht abzusehen ist, wie es verlaufen, wo es siegen und wo es scheitern wird. Man kann sich schon eine künftige Diskussion über die Frage vorstellen, ob das 20. Jahrhundert wirklich modern gewesen ist, so wie manche heute an der Modernität des 19. Jahrhunderts zweifeln. Die Moderne enthält eben alle Mittel der eigenen Abschaffung immer schon in sich. Aber es ist auch eine ganz andere Diskussion vorstellbar, zumindest denkbar, wenn sich im neuen Jahrhundert die anderen Kulturen der Welt über der Frage treffen sollten, ob sie noch modern werden oder modern bleiben wollen, modern in demjenigen westlichen Sinne, der ihnen aufgedrängt wurde.

5

Wir sind heute im Westen schon nicht mehr unter uns, wenn wir über die Moderne reden. Angesichts der übrigen Welt, und im Licht der Dritten Welt, deren Katastrophen täglich im Fernsehen aufgeführt werden, als würden dort nur Spektakel für eine westliche Zuschauerloge veranstaltet, hat der Diskurs über die Moderne endgültig seine Unschuld verloren. Er ist kein bloß intellektuelles oder künstlerisches Thema mehr geblieben, sondern wird zu einem moralischen Thema, wenn jener Teil der Welt, der gänzlich andere Probleme hat, uns eine Rechtfertigung für das leichtfertige Spiel der Moderne abverlangt. Man wird leicht einwenden, daß diese ungleiche Situation schon alt ist. Aber sie erhält in dem so leichtfertig beschworenen «*global village*», in dem sich alle im Auge haben, eine neue Bedeutung.

Damit kommt im Diskurs der Moderne erstmals ein Thema zu Wort, das die Moderne nicht selber erfunden hat. Es ist eine neue

Erfahrung für uns, daß wir in unserer Moderne von außen in Frage gestellt werden, wo wir es als unser Privileg verstanden, uns selber in Frage zu stellen. Plötzlich sieht uns ein Spiegelbild der Moderne an, das, da es aus den Entwicklungsländern kommt, von einer unwillkommenen und ungewohnten Häßlichkeit ist. Es sind Länder, die entweder das Mimikry einer ihnen fremden Moderne betreiben oder ihre eigene Kultur, die sie schon verloren haben, für westliche Touristen oder für die Medien als Schauspiel noch einmal aufführen. Die Moderne ist selbst dort präsent, wo man kleinlaut nach einer Alternative sucht. Die zeitgenössische Kunst ist in solchen Ländern, wo man schon regionale Biennalen eröffnet, von Westkunst manchmal nur darin zu unterscheiden, daß sie Anklagen gegen ihre falschen Chancen enthält.

Die globale Moderne ist etwas anderes als die weltweit exportierte Moderne, weil wir über sie keine Kontrolle mehr behalten. Man lädt sich Gäste in das eigene Haus, von denen man nicht weiß, ob sie noch das Haus mit uns teilen wollen. Euphemistisch ist von «den Kulturen der Welt» die Rede, die schon alle dem Härtetest der Moderne ausgeliefert sind. Wie soll aber ein Dialog mit diesen Kulturen aussehen? Er kann nicht darin liegen, daß wir den anderen Kulturen, nachdem wir sie selber kolonialisiert haben, Entwicklungshilfe anbieten, wie es in Wirtschaft und Technik unter allzu bekannten Umständen geschehen ist. Das würde auch eine Hegemonie voraussetzen, welche die westliche Kultur gar nicht mehr rechtfertigen kann, während sie ratlos nach der eigenen kulturellen Identität sucht.

Im Dialog mit den anderen Kulturen liegt die wichtigere Frage darin, wie wir unsere eigene Kultur verstehen und ob wir sie noch darstellen können. Während wir die anderen Kulturen so gerne an den «Ursprüngen» aufsuchen, um dort «Authentizität» zu finden, beschleunigen wir zugleich noch die Fluchtwege der Moderne, die uns von den eigenen Ursprüngen immer mehr entfernen. Es kommt zu einem nachgerade schizophrenen Kulturverständnis, wenn wir von «echten» Kulturen träumen, aber ihnen gleichzeitig nur die sogenannte «Peripherie» in unserem Weltbild zuordnen. Diese Schizophrenie kommt auch in der geteilten Ausstellungspraxis unserer Museen zum Ausdruck, in der westliche Artefakte als «Kunstwerke» und die nichtwestlichen Pendants als ethnologische Zeugnisse behandelt werden. Auch darin liegt ein Symptom der Moderne, aus der sowohl die Institution des Museums stammt als auch der eingefleischte Kunstbegriff, mit dem wir uns inzwischen selber schwer genug tun. Alle Versuche, die moderne Kunst mit dem frischen Blut der «Primitiven» zu erneuern, haben übrigens sporadisch diesen Dualismus durchbrochen: «Kunst» war dann plötzlich auch in den sogenannten primitiven Kulturen zu finden.

Das Thema der globalen Moderne deckt allmählich das ungeklärte Verhältnis zwischen Moderne und Kultur auf, das den heutigen Westen charakterisiert. Es zeigt sich, daß die Moderne schon immer den Impuls in sich besaß, die eigene Kultur loszuwerden, weil sie sich von jeder Tradition am Aufbruch in die Zukunft behindert fühlte. So gehörte auch Kulturkritik zu ihren Lieblingsbeschäftigungen. Und doch legte sie immer wieder den Eindruck nahe, eine «Kultur der Moderne» darzustellen, die autonom geworden war und die einzige legitime Identität verspach, als ob Moderne und westliche Kultur Synonyme wären, während der vormoderne Westen allenfalls als «Vorgeschichte» der Moderne zu verstehen war. Darin liegt der heimliche Evolutionsdünkel, die Moderne als eine hochentwickelte Kultur zu propagieren, die sich an die Spitze aller Kulturen gesetzt hat.

Die Frage spitzt sich jetzt darauf zu, welches Kulturverständnis wir eigentlich noch von uns selber haben, wenn wir den anderen Kulturen begegnen. Sie scheint mir wichtiger zu sein als die Debatte darum, in welcher oder in der wievielten Moderne wir inzwischen angekommen sind. Der Dialog in der globalen Moderne scheitert schon an den Sprachschwierigkeiten, wenn über Kultur kein Konsens zu gewinnen ist. Die lange eingeübte Selbstreflexion endet zwangsläufig in einem Dialog mit neuen Partnern, die von uns wissen wollen, was der Westen im Jahre 2000 der übrigen Welt kulturell bieten und was er kulturell von ihr aufnehmen, also lernen kann. Die neueste Moderne ist, wenn es zu einem solchen Stand des Gesprächs kommen sollte, auch nur das Thema einer weltweiten Ethnologie, aber jetzt einer solchen, die den Westen einschließt.

Erinnerung

Von Martin Warnke

Auch auf die Gefahr hin, in diesem Kreis hervorragender Kenner und Geister abgestanden und vertrocknet zu erscheinen, möchte ich an eine Denkfigur erinnern, die lange mit der künstlerischen Moderne unlösbar verbunden war, die aber inzwischen in Vergessenheit geraten zu sein scheint. Ich finde sie weder mehr bei Heinrich Klotz noch bei Hans Belting und auch nicht bei meinen Vorrednern. Sie hat es aber nicht verdient, sang- und klanglos untergegangen zu sein, deshalb möchte ich die Gelegenheit nutzen, in Erfahrung zu bringen, ob sie bewußt oder unbewußt, ob mit oder ohne Gründe fallengelassen worden ist. Wenn ich damit lächerlich werde, wäre mir das auch ein aufschlußreiches Resultat.

Ich meine jene Denkfigur, die mit der Moderne untrennbar das Moment der Provokation verknüpfte, das Moment der Verweigerung gegenüber jeglicher Vereinnahmung und Interessenvertretung; das Moment der permanenten impliziten oder expliziten Kritik an obwaltenden mentalen, ästhetischen, moralischen, gesellschaftlichen Normen und Traditionen; das Moment der Negation alles Bestehenden, aller Zelebritäten und Autoritäten. Die Denkfigur nahm in Kauf, daß die Träger jenes Pathos der Verneinung als einziger Ehrentitel das konsequente Scheitern und Refüsieren erwartete; aus ihrer Sicht war der heroische Ausbruch, die standhafte Widerständigkeit die einzige Rechtfertigung einer Avantgarde.

Diese Denkfigur ist von Anfang an grundlegend für Freund und Feind moderner Kunst, wo immer man sich Gedanken über deren geschichtlichen Ort gemacht hat. Die Figur prägt das ästhetische Denken Theodor Adornos; Hans Sedlmayrs Invektiven gehen von ihr aus. Arnold Gehlen bestätigt sie und wehrt ihre Zumutung ironisch ab: «Das ist doch wirklich Feinschmeckerei, da wollen die Künstler in einer ‹determinierten› Gesellschaft die einzigen Freien sein!» Vielleicht klang ihm das Pathos des Vorspannes in Werner Haftmanns ‹Malerei im 20. Jahrhundert› im Ohr: «Nie hatte das Abendland in einem so strahlenden Glanze vor dem Weltkreis gestanden, als schon im Herzen der westlichen Welt selber die Frage aufkam, ob das vielleicht der Glanz der Abendröte sei [...]. Damals wurde die menschliche Haltung des tragischen Künstlers vorgelebt und gehört noch immer zu unserem Bild vom Künstler.» – Über die Tatsache dieser modernen Intention gab es wohl nie eine wirkliche Kontroverse; kontrovers war nur deren Berechtigung und Geltungsanspruch.

Die Negativität der Moderne, wie sie sich in jener Denkfigur darstellt, ihre Verpflichtung auf «Provokation und Schrecken» (wie Gehlen sagt), sucht gerade das Gegenteil jener Entgrenzung zum Leben hin, das ein Leitthema des Klotzschen Diskurses ist, vor allem versagt sie sich aller *Versöhnung* von Kunst und Leben; ihr Frieden mit Welt und Leben, ja auch mit anderer Kunst ist ihr eine verbotene Fiktion, irreversibel gestört: «Die Kunst verlangt nach dem Bruch», so meinte auch André Malraux.

Zur Verdeutlichung führe ich in aller gebotenen Kürze einige der Frontlinien jener Verweigerungsstrategie auf, über die es im Sinne dieser Denkfigur nie einen Kompromiß gegeben hat oder geben durfte:

– Verweigert wurde der Pakt mit Normen überlieferter ästhetischer Vorstellungen: Nachahmung, Perspektive oder Proportion waren nicht mehr Kunstziel, wurden allenfalls als «Handwerk» gelernt, um sie um so kompetenter verabschieden zu können. Verabschiedet war vor allem die Kategorie der Schönheit, während Deformationen, Deviationen, Brüche, Verzerrungen, Defizienzen, Beschädigungen kunstwürdig wurden.

– Verweigert wurde der Pakt mit dem Kunden, etwa durch Berücksichtigung seiner geselligen Ansprüche, wie sie sich in literarischen, thematischen oder ästhetischen Fremdzugaben äußern konnten. Das Publikum blieb als Adressat erwünscht, doch sollte es in seiner ästhetischen Kompetenz nicht bestätigt und bekräftigt, sondern überfordert, herausgefordert und verunsichert werden.

– Verweigert also wurde die Bestätigung und Bekräftigung geltender Wahrnehmung; das Sehangebot der Kunst hat sich nicht zu decken mit eingefahrenen visuellen Mustern, sondern hat diese zu brechen durch ungeläufige, möglicherweise absurde, unwahrscheinliche, aufschreckende, dissonante Formen. Der Provokations- und Neuerungsauftrag gilt auch gegenüber dem eigenen Metier. «Die Zerstörungsabsicht gegen andere Kunst» ist sowohl für Gehlen wie für Adorno in die Definition des Genies hineingenommen.

Diese allbekannten Erinnerungen mögen genügen, und andere wie solche zum Markt, zum Kunstbetrieb, zu Institutionen wie den Akademien, zu Tradition und Religion, zu Politik und Parteien seien nur eben genannt.

Mir kommt es auf die Denkfigur, nicht darauf an, ob diese Rollenzuweisung historisch berechtigt ist oder nicht. Ich weiß, daß die Forschung Gründe hat, den Avantgarden einen pauschalen Schulddispens an den fatalen Entwicklungen dieses Jahrhunderts zu verweigern, und daß mancher Provokationsgestus ein verkappter Akklamationsgestus gewesen ist. Mich beunruhigt jedoch im Augenblick das Verschwinden dieser so lange mit der Moderne verknüpften Denkfigur und mich interessieren die Gründe hierfür mehr als die Verifikation ihrer objektiven Berechtigung. Es ist aber doch noch immer richtig, daß kaum je in der Kunstgeschichte eine Kunstrichtung um dieses ihr unterstellten kritischen Gehaltes willen so umfassend, andauernd und brutal verfolgt, zerstört und verboten wurde wie die moderne Kunst in den zeitlich und topographisch weiträumigen totalitären Systemen dieses Jahrhunderts. Ich persönlich glaube jedenfalls, daß der Ansatz, der in der Moderne eine der grundlegenden kritischen Energien in der Kultur- und Sehgeschichte dieses Jahrhunderts verfolgt, von deren objektiver historischer Funktion mehr begreifen kann als jede Rekonstruktion eines stilgeschichtlichen Ablaufes oder als dichotomische Setzungen, die alles zwischen einem Großen Abstrakten und einem Großen Konkreten ablaufen sehen, oder aber als alle umständlichen Registraturen innovatorischer Akte.

Deshalb scheint mir das Verschwinden des emphatischen Avantgardebegriffs begründungsbedürftig zu sein.

Es liegt nahe, dieses Verschwinden als eine Rückwirkung des affirmativen Habitus der Postmoderne zu erklären, die mit kritischen Absichten ihre optimistische Semantik nicht hätte entwickeln können. Da die Postmoderne wesentlich als ein Thema der Architekturgeschichte verhandelt wurde, war man auf einer konstruktiven Ebene, auf der auch die Avantgarde etwa in Gestalt des Bauhauses naturgemäß auf aktuelle Bedingungen und Bedürfnisse eingehen mußte. So könnte sich von hier aus das Gesamtpanorama der Moderne aufgehellt und zu einem Komplex formaler Probleme verklärt haben.

Vielleicht aber hängt die Immunisierung gegen die kritischen Impulse der Moderne mit einem allgemeinen Gewöhnungsprozeß zusammen; am Ende erwartete man von der modernen, zeitgenössischen Kunst schon nichts anderes mehr als Proteste, und eine permanente Kette von Provokationen stumpft irgendwann ab oder ruft das Bedürfnis nach positiven kulturellen Angeboten hervor. Eine solche Neutralisierung wurde sicherlich auch durch die oft schnelle Absorption moderner Anstöße durch industrielle, gewerbliche und dekorative Verwertung begünstigt, die viel zur Akzeptanz der Moderne durch deren gefällige Abmilderung beigetragen hat.

Es kann auch nicht ignoriert werden, daß bestimmte Züge der Moderne, zum Beispiel die abstrakte Malerei, zeitweise im Kalten Krieg als kulturelle Symbole einer westlichen Demokratie instrumentalisiert wurden und damit die kritische Potenz der Moderne zu einer ideologischen umgepolt wurde. Ich glaube allerdings nicht an einen durchschlagenden Erfolg dieser Strategie, denn es gab in der aktuellen Kunstszene der alten Bundesrepublik immer wieder ausreichendes Provokationspotential, das solche Einvernahmen abzuschrecken vermochte.

Einen nicht geringen Anteil an der Normalisierung des Verhaltens gegenüber der Moderne mag schließlich Ergebnis einer Anstrengung seitens amtlicher Instanzen gewesen sein. Ich schätze, daß die Kunstpädagogik erheblich dazu beigetragen hat, die moderne Kunst akzeptabel zu machen. Diese Arbeit ist gewiß auch mitverantwortlich für den Besuchererfolg, den Ausstellungen zur modernen Kunst verzeichnen konnten. Vor allem haben ja viele staatliche Museen Abteilungen moderner Kunst eingerichtet und damit zu deren öffentlicher Repräsentanz beigetragen. Ich halte es für eine Fehlentwicklung, daß staatliche Museen Gegenwartskunst erwerben, da sie so mehr oder weniger offene Agenturen lokaler oder internationaler Galerien werden und der Dynamik einer Kunstentwicklung eher schaden als förderlich sind; der Einzug in die Museen hat den Effekt einer Offizialisierung gehabt, durch den Gegenwartskunst in die Tutel amtlicher Stellen und zu deren Komplizin geriet.

Es könnte einen anderen Grund geben, der mit dem Gegenstand dieser Tagung zu tun hat. Ist es nur ein Cliché, daß durch die visuellen Medien Fiktion und Wirklichkeit schon so weit zur Deckung gekommen sind, daß ein Ausbruch aus ihr schon gar nicht mehr denkbar oder wenigstens nicht mehr relevant wäre? Gegen das Wahrnehmungsmonopol der Medien ist eine Provokation oder Irritation durch künstlerische Initiativen ganz und gar marginal.

Wir gleiten unmerklich in einen Zustand universaler Akzeptanz. Entzug und Verweigerung würden den Künstler heute vielleicht vollends entbehrlich machen. Nehme ich den soeben ausgegebenen Kölner ‹Premierenkatalog› zur Hand, dann treffe ich auf Sätze von Künstlern, die sich kaum noch an denkende oder gar kritische Wesen zu richten scheinen. Da schreibt etwa ein Zweiunddreißigjähriger: «Die Bruchlinie durch die künstlerische Avantgarde der beginnenden 80er Jahre schuf eine Trennung zwischen den in den 70ern zur Blüte gekommenen Spielarten konzeptioneller Kunstformen und der wiedererstarkten intuitiven Malerei und verläuft auch durch meine künstlerische Arbeit und Auffassung.» Alles ist darauf aus, eine Formel für Formeln zu finden.

So kann es heißen: «Ab 1984 dominiert in seinen Arbeiten das Prinzip der reversiblen Mehrdeutigkeit von Formen, Farben, Licht und Schatten. In seinen heutigen Bildern entwickelt er neue Gestaltungssysteme, die seine Form- und Farbsysteme zerlegen, um aus dem Spannungsverhältnis ‹geplant und nicht geplant› neue Motive entstehen zu lassen. Seit zwei Jahren verwendet er zusätzlich Ockersand aus dem Dorf Roussillon.»

Wir wohnen einer bürokratisierten Formverwaltung bei, die noch für die harmlosesten Formverschiebungen Erfinderpatente verteilt. Die leiseste kritische Irritation wäre in dieser Kunstwelt ein abgestandener Atavismus.

Welche Gründe und Ursachen auch immer dafür verantwortlich sind, daß aus der Moderne das kritische Moment exstirpiert wurde: Ich wäre zufrieden, wenn man mir zugesteht, mich darüber zu wundern, solange ich nicht sehen kann, daß die Anlässe moderner Kritik schon erledigt wären.

Uchronische Moderne – Zeitform der Dauer

Von Bazon Brock

Erster Durchgang für Übersichtsleser

«*Gesamt*-Einsicht: der zweideutige Charakter unserer modernen Welt, – eben dieselben Symptome könnten auf Niedergang und auf Stärke deuten. Und die Abzeichen der Stärke, der errungenen Mündigkeit könnten [...] als Schwäche mißverstanden werden» (Friedrich Nietzsche).

Die Krise der Moderne – auch die der modernen Künste, ist nicht durch Versagen hervorgerufen worden, sondern durch Erfolg. *Durch Erfolg zerstört*, könnte die Diagnose für die Moderne lauten.

Auch wenn man richtigstellt, daß es den Künsten nicht um eine Entgrenzung der Kunst ins Leben ging, sondern um deren Aneignung durch Nichtkünstler, ist das Interesse der Massengesellschaft an den Künsten eine Ursache ihres Verschleißes; es wurde vergessen, daß gerade der Umgang mit Kunst, und nicht ihre Auflösung, so Nietzsche, Maßstab und Vorbild der eigenen Lebensführung werden sollte.

Da die Künstler selber Mitglieder eben jener Massengesellschaft waren, gab es für sie Gründe, die Kunst an der alltäglichen Lebensführung zu orientieren.

Die Angleichung von *high* und *low culture* hatte Konsequenzen. Die Präsentationen der hohen Künste richteten sich an Rezeptionsgewohnheiten des Massenpublikums aus. Die Erwartungen an das massentouristische Wirksamwerden schlugen auf die Künste zurück. Daraus resultiert die *Krise der künstlerischen Produktion*.

Seit Richard Wagner wurden die *Werke als Kalküle ihres Wirkungsanspruchs* konzipiert. Deshalb konstatierte Nietzsche: «In Wagners Werk hat die Modernität ihre intimste Sprache.» Wenn Werke als Wirkungskalküle verstanden werden, ist es unausweichlich, daß industriell produzierte Kunstwerke («Hollywood») die Aufmerksamkeit des Publikums dominieren. Die Gegenstrategien einer inkommensurablen, einer hermetischen Kunst überzeugen schon deshalb so wenig, weil sie auf Wirksamwerden verzichten wollten. Die Rettung der hohen Künste durch Ausschluß des Alltagspublikums verlagerte die Krise der Produktion, anstatt sie anzugehen.

Die Krise des Künstlerselbstverständnisses läßt sich als Abdriften aus der Individualität, Subjektivität und Autonomie in Egoismus, M(!)ihilismus und Autismus von Künstlern beschreiben. Der Versuch, das künstlerische Arbeiten als eine Rollenerfüllung unter anderen zu definieren, schuf den Künstler als Animator, als sozialen Strategen und als Agenten von Kulturinstitutionen.

Die Gegenreaktion inthronisierte den Künstler als Heroen der Selbstverwirklichung mit psychopathischen Dispositionen. Omnipotenzphantasien und Werkpathos entzogen dem Künstler die Möglichkeit, noch als beispielhafter Zeitgenosse wahrgenommen zu werden.

Die Krise der Kunstgeschichtsschreibung und der Kunstkritik ergab sich aus der unhaltbaren Annahme, die «Modernen» setzten mutwillig alle Kriterien außer Geltung, die man aus der Beschäftigung mit den nichtmodernen Künsten erarbeitet hatte. Modern sei, was sich der Beurteilung systematisch entzöge mit der Behauptung, gerade nicht als das verstanden werden zu wollen, als was man glaubte, es bestimmen zu können.

Wenn nun versucht werden soll, das Projekt einer anderen, zeitgemäßen Moderne (unter dem Arbeitstitel «Die Zweite Moderne») zu entfalten, müssen weitere Orientierungen und Gewichtungen für die unübersehbaren kritischen Implikationen der Moderne erarbeitet werden. *Der Krise der Rezeption* wird durch weitergehende Professionalisierung des Publikums zu begegnen sein; statt massentouristische Erlebnisse zu stimulieren, gilt es, nüchtern und sachlich das Unterscheidungsvermögen der Rezipienten zu steigern – das ist auch für andere Bereiche der modernen Produktion, für die Verbraucherschulung und die Ausbildung von sozialer respektive ökologischer Verantwortlichkeit unumgänglich.

Die Krise der Produktion aus der Unzahl autonom gesetzter Werktypen und der Etablierung von unnennbar vielen Künstlern als Präzeptoren beliebiger Sinnstiftung, die die Wahrnehmung auch des aktivsten Publikums überfordern, wird durch weitergehende Musealisierung, vornehmlich als Aufbau von Sammlungen, abgemildert werden; denn den Beliebigkeiten ihrer Positionen vermögen die Künstler nur zu entgehen, wenn sie sich in den Vergleich stellen lassen. Die musealen Sammlungen ermöglichen solche Relativierung durch konfrontative Übersichten.

Die Krise der Kunstkritik und Kunstwissenschaften der Moderne dürfte sich abschwächen, sobald man versteht, daß sich auch die Beschäftigung mit der alten Kunst von Generation zu Generation unter dem Einfluß von zeitgenössischem Wahrnehmungswandel verändert. Die Behauptung eines unüberbrückbaren Gegensatzes von traditionell und modern wird aufgegeben werden, sobald man der Tatsache Rechnung trägt, daß Traditionen nicht konstant gehalten werden, sondern in jeder Generation eigenständig angeeignet werden müssen.

Wenn wir die «Zweite Moderne» vornehmlich mit Blick auf veränderte Kommunikationstechnologien, also mit Blick auf bisher unbekannte Formierungen von Öffentlichkeit und Publikum betrachten, ergibt sich: Die Rezipienten bedienen sich mehr und mehr eben jener Bild- und Textgebung, die auch die Künstler und Wissenschaftler nutzen. Deswegen bleiben für das Publikum die Kriterien der Unterscheidung nicht mehr äußere Krücken des Verstehens. Wer etwas anspruchsvoller über einen leistungsfähigen Computer kommuniziert, muß sich auf die Logiken der Bild- und Textproduktion einlassen; ein entscheidender Schritt in der Professionalisierung des Publikums.

Wer als zeitgenössischer Künstler diese modernsten Medien anwendet und darin wahrgenommen werden will, muß sich in höherem Maße disziplinieren als jemand, der durch die schiere Demonstration von Materialmächtigkeit Räume besetzt.

Sobald sich Kritik und Geschichtsschreibung darüber klar zu werden haben, welche Leistungen die neuen Medien auf welchem Wege erzeugen, wird ihr Verständnis für die spezifischen Leistungen der vermeintlich traditionellen Künste erheblich geschärft. Ihnen wird klar werden, daß Modernität nicht als mutwillige Absetzbewegung von Traditionen bewertet werden sollte, sondern einen anderen Zugang zu dem vermeintlich Altvertrauten erschließt.

Seit Hans Robert Jauß, Hans Ulrich Gumbrecht, Hans Blumenberg und Reinhart Koselleck ihre Rekonstruktionen der *Geschichte des Begriffs «modern»* vorlegten, ist unbestreitbar, daß «die Moderne» nicht mehr als Epochenkennzeichnung sinnvoll verwendet werden kann. Vielmehr bezeichnet Moderne respektive Modernität die Differenzierung von Zeiterfahrung. Insofern hätte sich die Projektbeschreibung einer «Zweiten Moderne» auf die Kategorie der Modernität zu konzentrieren (Hans Belting), denn die ist historisch durchgängig in Gebrauch. Wenn Modernität als Zeiterfahrung allen Menschen mit historischem Bewußtsein zukommt, haben wir viele sogenannte kulturelle Errungenschaften anders einzustufen. Sie verdanken sich zu einem viel höheren Anteil als bisher angenommen dem evolutionär hervorgebrachten Weltbildapparat des Menschen; dessen Operationsweisen besser kennenzulernen, bemühen sich die Neurowissenschaften. Die Bedingtheit unserer Wahrnehmung und Bewußtseinsbildung sowie die Kommunikation der autonomen neuronalen Systeme über alle Formen der Sprache, auch für die Bewertung von künstlerischen und wissenschaftlichen Produktionen in Rechnung zu stellen heißt bis auf weiteres, der Hominisierung des Menschen größere Aufmerksamkeit als der kulturellen Humanisierung zu widmen.

Das hätte gravierende Auswirkungen zum Beispiel auf ontologische Begründungen von kunstwissenschaftlichen Distinktionen. Der immer wieder beklagte Verlust von Normativität in der Moderne führt gerade nicht zur Verabschiedung des Guten, Wahren und Schönen. Anstatt zu beklagen, daß die rigide Geltung dieser Normenrahmen nicht durchzusetzen ist, sollte man akzeptieren, daß Schönheit, Wahrheit und Verantwortlichkeit als Postulate kontrafaktischer Behauptungen gerade dann bedeutsam werden, wenn die ontologische Distinktion entfällt.

Der Nihilismus der Moderne hat gerade die kontrafaktischen Behauptungen von jeweilig absolut gesetzten Geltungsansprüchen der ästhetischen Lebensformen, der sozialen Gerechtigkeit und des Fortschritts der Erkenntnis hervorgebracht. Sie zu verwirklichen, mit bester Absicht und mit allen Mitteln, führte zur Selbstzerstörung vieler großer Projekte der Moderne. Diesem inneren Totalitarismus unserer Epochen müssen wir in dem Konzept einer anderen Moderne vorrangig begegnen, eben durch die Einsicht, uns zunächst als *homo sapiens sapiens* besser kennenzulernen, bevor wir ins Pathos seiner Überwindung durch Humanisierung wieder einstimmen können.

Wo aber Rettung winkt,
wächst auch die Gefahr der Heilskriege.

Von der utopischen zur uchronischen Moderne

Promethische Scham

Herausgefordert, mit dem eigenen Werkzeugkasten der Begriffe ein Modell der Moderne vorzustellen, in das sich die jüngsten avancierten Technoproduktionen einstellen lassen, bekenne ich meine Scham, den Propheten zu spielen. Auch die weniger anspruchsvolle Version, Prognosen abzugeben oder Entwicklungstrends zu nennen, verlangt noch, den Status der nachfolgenden Aussagen zu kennzeichnen.

Ich betrachte meine Behauptungen als Resultate der experimentellen Geschichtsschreibung, für die ich mich auf das wissenschaftstheoretische Konzept des Präsentismus berufe. Der Ausgangspunkt für die Theorie des Präsentismus ist die Beobachtung, daß alle Geschichte von jeweils Lebenden in ihrer je konkreten Zukunftserwartung geschrieben wird.

Die Zeiterfahrung wird also von der jeweiligen Gegenwart der Lebenden her strukturiert. Die Unterwerfung unter «das absolute Präsens» (Karl Heinz Bohrer) ist mit großen Risiken verbunden, die vorbehaltlos einzugehen eben jene Schamhaftigkeit der Prognostiker nahelegt; denn für den Präsentismus ist nicht nur die Vergangenheit ein Konstrukt der je einmaligen Gegenwart, sondern auch die Zukunft. In der Zukunftserwartung kann man gleichermaßen beschämend kleingläubig und ängstlich wie beschämend bedenkenlos und mutwillig optimistisch sein.

Wenn ich meine Scham oder die Beschämung durch die Konzepte der Kollegen aber in Rechnung stelle, zwingt sie mich zu einer Einschränkung des Geltungsanspruchs meiner Behauptungen. Sie sind nicht als gestalterische Eingriffe in die Entwicklung zu verstehen, sondern als die Klärung meines Verhältnisses zu ihnen.

Die prometheische Scham der Gestalter der modernen Welt stellte sich ein, sobald man sah, was aus den guten Absichten und den elaborierten Konzepten wurde, nachdem man sie verwirklicht hatte. Sie äußerte sich in Rechtfertigungsversuchen wie der tatsächlich zutreffenden Konstatierung: «Das haben wir nicht gewollt.» Dieses Eingeständnis versöhnt immerhin mit den prometheischen Heroen des real verwirklichten Sozialismus, der antiautoritären Erziehung, der Multikultur und ähnlichen Projekten der Moderne. Ihr Selbstbewußtsein und ihre Tatkraft kennzeichnet die erste Moderne unseres Jahrhunderts.

Die Beschränkung auf bloße Beispielhaftigkeit des Erlebens und Handelns einzelner Zeitgenossen und ihre Scham, von sich selbst auszugehen, bestimmt unsere gegenwärtige Position, modern sein zu wollen.

Modernität als Strukturbegriff

Warum müssen oder wollen wir modern sein? Wir müssen oder wollen es, insofern wir mit etwas Neuem, dem Neuen, rechnen. Wenn man die historischen und gegenwärtigen Äußerungen zur Moderne durchsieht, wird klar, daß keine andere Kennzeichnung für Modernsein so häufig in Anspruch genommen wird wie die, etwas Neues zu wollen. Aber mit diesem Neuen rechneten alle historischen Menschen, soweit sie uns in ihren Lebensspuren präsent sind.

Deswegen sollte Moderne, gar *die Moderne*, nicht eine historische Epoche kennzeichnen, sondern muß als Strukturbegriff verstanden werden, in welchem das grundsätzliche Verhältnis (wahrscheinlich sogar als anthropologische Konstante) des Menschen zu jenen Gegebenheiten oder Entwicklungen zur Geltung kommt, die ihm unbekannt sind, die sich der Aneignung entziehen, die nicht beherrscht werden können und mit denen er noch nicht zu rechnen gelernt hat.

Zerstörung, Verleugnung, Verdrängung und schließlich Konventionalisierung sind die bekannten Formen der Konfrontation mit dem Neuen, die sich bis in die Gegenwart als Ikonoklasmus, als Entartungsstigmatisierung und als Veralten der Avantgarde bemerkbar machen.

Von Platons Kampf gegen die Sophisten über die Auseinandersetzung zwischen Abt Suger und Bernhard von Clairvaux, den Methodenstreit *all'antico* versus *al moderno*, die *«Querelles des anciennes e des modernes»* bis zu den brutalen Schlachten der Traditionalisten und Avantgardisten unseres Jahrhunderts lassen sich historische Beispiele für das strukturelle Verständnis von Moderne anführen.

Vielleicht ist es deshalb sinnvoll, mit Hans Belting zwischen Modernität und Moderne zu unterscheiden; wenn man aber fragt, was die Moderne als Epochenbegriff kennzeichnet, erhält man doch wieder die Antwort: ihre Modernität. Immerhin mag es Skalen der Modernität geben, so daß wir die Moderne als Epoche seit der französischen Revolution mit Arthur Rimbauds Diktum auszeichnen können, man habe «absolut modern» zu sein. Der Präsentismus bietet eine Möglichkeit zu verstehen, wie diese Forderung eingelöst werden kann.

Statt das Neue aus Angst vor dem Unbekannten zu zerstören oder stigmatisierend auszublenden respektive durch Konventionalisierung zu domestizieren, favorisiert der Präsentist die immer schon naheliegende Möglichkeit, sich auf das Neue mit Bezug auf das Alte, auf das Unbekannte mit Bezug auf das Bekannte und auf die Avantgarde mit Bezug auf die Tradition einzulassen. Wenn man das tut, macht man die überraschende Feststellung, daß der Druck des Neuen sich erst in der veränderten Einstellung zum Bekannten und Tradierten zur Geltung bringt.

Ich habe mehrfach versucht, diese produktive Einlassung auf das Neue in unserem Jahrhundert darzustellen mit dem Fazit, daß sich die auf Neuheiten kaprizierten Avantgarden nur dann als tatsächlich leistungsfähig erwiesen haben, wenn sie neue Traditionen schufen.[1]

Wenn Adolf Loos sich als leistungsfähiger Avantgardist erwies, weil er uns zwang, Palladio und Brunelleschi mit völlig neuen Augen zu sehen, und deren Konzeptionen für die Gegenwartsarchitektur aktualisierte, wenn die Expressionisten unsere Auffassung der Romanik so veränderten, daß sie nicht mehr nur als historischer Vorläufer der gotischen Epoche, sondern nach eigenem Recht gewürdigt werden konnte, und wenn nach diesem Verfahren einigen Dutzend Avantgarden unseres Jahrhunderts zugestanden werden kann, die vermeintlich in die Geschichte abgedrängten Epochen (von der minoischen Kultur über die griechische Archaik bis zu den präkolumbianischen Kulturen und dem Barock) vergegenwärtigt zu haben, das heißt, sie im Bewußtsein der Zeitgenossen verankert zu haben, – dann ist die Feststellung nicht haltlos, daß die Avantgarden unseres Jahrhunderts sich als so leistungsfähig erwiesen haben wie nur je in der Geschichte (zum Beispiel im 15. Jahrhundert).

Ja, dieses Jahrhundert hat sich für die Durchsetzung von Modernität (dem vom Druck des Neuen erzwungenen Umbau der Traditionen) als zeitschöpferische Vergegenwärtigungen von Vergangenheit bewährt. Das Wirksamwerden geschichtlicher Positionen in Gegenwarten kennzeichnet man mit dem Begriff der Renaissance. Folgerichtig spricht Erwin Panofsky nicht mehr nur von der Renaissance als einer historischen Epoche, sondern von *«renaissances»*, also von den immer wieder (zum Beispiel unter den Karolingern oder Ottonen) gelungenen Vergegenwärtigungen von Vergangenheiten.

Obwohl im deutschsprachigen Raum der Begriff Klassizismus mehr oder weniger abwertend gebraucht wird, gilt auch für Klassiken und Klassizismen, daß sie nicht historisch einmalige Epochenfolgen kennzeichnen. Mit Alois Riegl können wir so gut von einem «hadrianischen Klassizismus» wie von einem «römischen Barock» sprechen, da hiermit grundsätzliche Beziehungen von Gegenwarten auf Vergangenheiten angesprochen sind.

Ein klärender Hinweis: Es ist keinesfalls notwendig, die Strukturierung von historischer Zeiterfahrung nach dem Muster zu rekonstruieren, das Oswald Spengler vorgeschlagen hat: Die Ausdifferenzierung von Vergangenheiten als ehemaligen Gegenwarten und Zukünften, oder der Gegenwart als zukünftiger Vergangenheit, läßt sich ohne Bezug auf das Entstehen, Leben und Vergehen von Organismen leisten.

Utopie und Uchronie

Mit Verweis auf die angesprochene Selbstbeschränkung, also mit schamroten Wangen, beziehen wir uns immer noch und immer wieder auf den Fortschritt in der Geschichte, also das Akkumulieren und Verdichten von modernen Haltungen in dem Maße, in dem Gegenwarten sich auf eine Vielfalt von Vergangenheiten zurückbeziehen können. Fortschritt kennzeichnet die Annahme einer Optimierung der Modernität, so weit sie schon selber historisch geworden ist. Wir können sagen, der Fortschritt besteht als eine immer umfassendere und zugleich differenziertere Vergegenwärtigung von Vergangenheiten. Das läßt sich empirisch überprüfen. Für den Bereich der Künste heißt das, die Epochen daraufhin durchzumustern, welche Formen des Präsenthaltens von Vergangenem sie ihren Zeitgenossen zur Verfügung stellten – religiöse, politische, soziale und kulturelle Institutionen.

Unter den letzteren sind seit 200 Jahren Neuentwicklungen wie Museen und Akademien und universitär betriebene Wissenschaften auffällig, die sich ausdrücklich dem Wirksamhalten von historischen Werken in der Gegenwart widmen. Es geht ihnen nicht um eine akademische Pietät, das Tote und Abgeschiedene als solches zu klassifizieren, sondern es in seiner Bedeutung für die Lebenden zu aktualisieren. Demzufolge ist die Musealisierung als Strategie der Vergegenwärtigung nicht zum Pietätsgetue herabzuwürdigen, sondern vielmehr anzuerkennen als institutionelle Schöpfung von Zeiterfahrung für die Lebenden.

Man hat diese Schöpfung von Zeit als Erweiterung der Gegenwart um die Dimensionen geschichtlicher und zukünftiger Zeiten als Chronopolitik gekennzeichnet. In der Tat ist Kulturpolitik in der Einrichtung von Bildungs- und Ausbildungsstätten, von Museen und Hochschulen, in ihrem Kern auf die Produktion von Zeit und Zeiterfahrung als Mittel des Weltverständnisses und der Aneignung ausgerichtet. Historisch denken zu lernen heißt, die eigene Gegenwart unter zukünftigen Entwicklungen, als zukünftige Vergangenheit zu sehen und entsprechend in ihr zu wirken.

Ich habe an anderer Stelle darauf hingewiesen, wie sich in den Künsten mit Giorgio Vasaris ‹Viten› und dem Geschichtlichwerden von Künstlerbiographien die Fähigkeit zur Relationierung und Relativierung gegenwärtigen Handelns in einem neuen Topos oder im Topos des Neuen, nämlich dem der Utopie, manifestiert.[2] Das Strukturprinzip der Modernität ist seit Aristoteles an die Topik gebunden. In ihr – wie in allen Nachfolgemodellen der Rhetoriker – geht es um die Verortung der fließenden Zeit in der Zeiterfahrung der Individuen. Um Zeitlichkeit (zum Beispiel als Erzählzeit oder das Prozedieren bei der Erstellung von Urteilen) erfahrbar und nutzbar zu machen, topographierte man seit Aristoteles den *intellectus agens*, die *mens*, oder kurz, die *memoria*, also das Gedächtnis. Um sich in den eigenen Vorstellungen planvoll bewegen zu können, wie der Bote auf dem Wege durch die Fremde, beschrieb man das Gedächtnis als eine Landschaft mit in sich geschlossenen auffälligen Gestaltungseinheiten, den *topoi*, deren Namen zugleich Themen der Erzählung oder der geforderten Gedächtnisleistung ausmachten.

Mit der Verbreitung von Wissen über gedruckte Bücher verwandelten sich für die Humanisten des 16. Jahrhunderts (zum Beispiel für Erasmus) die Gedächtnisverortungen in Nichtorte, in Utopoi, die nicht mehr auf einzelne Träger des Gedächtnisses angewiesen sind. Die utopische Auffassung von Ideen, Themen und Methoden gehört zu den Optimierungsstrategien von Modernität. Die Moderne war utopisch, insofern ihre wissenschaftlichen Erkenntnisse und deren Anwendung nicht mehr auf individuelle Urheber, auf deren Kulturlandschaft und auf regionale Besonderheiten fixierbar blieben, sondern sich grenzenlos, ja bedingungslos für die gesamte Menschheit zur Geltung bringen konnten.

Die systematische Verselbständigung des Wissens und seiner Funktionalisierung führte zu einer Entgrenzung der Räume bis zur beklagten Ort- und Heimatlosigkeit des modernen Menschen. Wir können heute dieses Utopischwerden der Welt gut nachempfinden in dem vergeblichen Versuch der Reisenden, von der Örtlichkeit ihres Aufenthalts noch durchschlagende Unterscheidungen ihrer Wahrnehmung und ihres Handelns abzuleiten.

Wenn alle Zentren moderner Städte auf der ganzen Welt hohe Ähnlichkeit kennzeichnet, wenn die dort verwandten Technologien, die Produkte, die angebotenen Hotels voneinander kaum noch zu unterscheiden sind, manifestiert sich der utopische Charakter der durch Selbstbezüglichkeit optimierten Moderne (vergleiche «reflexive Moderne» bei Ulrich Beck). Die umgangssprachliche Verwendung des Begriffs Utopie als ein «Nirgendwo» erweist sich, wie historisch angelegt, als ein tatsächliches «Überall». Und das hat sich für die erste Phase unseres Jahrhunderts, in der das Prinzip Modernität reflexiv gesteigert wurde, auch tatsächlich erwiesen. Unterschiede im Grade der Modernität lassen sich nur noch durch Zeiterfahrung ausmachen.

In südostasiatischen Großstädten (obwohl so utopisch wie die westlichen) herrscht doch noch eine andere Chronopolitik, eine weniger moderne. Die Traditionen, die sie zu vergegenwärtigen vermögen, sind noch auf wenige religiöse, ethnische und kulturelle Muster beschränkt. Erst langsam etablieren sich die Institutionen der Zeitschöpfung, die Museen, die wissenschaftlichen Institutionen (neben Kirchen, Kultzentren und herrschaftslegitimierenden Bauten und politischen Regelsystemen). Sie sind, obzwar schon utopisch, erst in rigide eingeschränkter Weise auch uchronisch.

Eine erste Ausbildung von Uchronie verdanken wir Louis Sébastien Mercier, der in der zweiten Hälfte des 18. Jahrhunderts eine Romanhandlung in das Jahr 2040 verlegte. Mercier ging es um die Frage, was aus utopischen Projekten wird, wenn man sie realisiert, also verortet bei gleichzeitiger Annahme eines anthropologisch konstanten Verhaltens der Menschen. Uchronisch, zeitlos in Geltung, sind dabei alle Annahmen, die Menschen für selbstverständlich halten, in die sie bereits hineingeboren werden, und die auch unter utopischen Annahmen gesellschaftlicher, technischer, politischer Entwicklungen sich nicht verändern (zum Beispiel als Kategorien der Anschauung, der Orientierung in Raum und Zeit).

Die Natur des Menschen ist uchronisch, sie wird von historischen Prozessen nicht tangiert, und demzufolge bleiben auch die religiösen oder philosophischen Grundorientierungen auf Gott oder Natur erhalten.

Hundert Jahre nach Mercier entwickelte Charles Renouvrier *expressis verbis* die Uchronie als Topos der Geschichtsschreibung. Er überlegte, welche Entwicklung die Geschichte genommen hätte, wenn in den Vergangenheiten etwas anders gelaufen wäre, als es gelaufen ist. Die Frage «Was wäre wenn...?» faßt aber nur einen Teilaspekt des Uchronischwerdens von Geschichte. Im Präsentismus kommen zu den Aspekten der Uchronie, die seit Mercier erörtert wurden, weitere hinzu. Die Einmaligkeit der Jetztzeit als Gegenwart wird zu der Erfahrung von Jederzeit. Wie sich die Utopie als Nirgendwo im Überall manifestiert, so erweitert sich Uchronie des Niemals, der Beginnlosigkeit, zum Immer, in jedem Augenblick.

Das bedeutet: Vergangenheiten sind als solche nur bestimmbar, soweit sie gegenwärtig sind, desgleichen die Zukünfte. Sonst wäre es ja fraglich, warum wir uns auf die Vergangenheiten einlassen müssen, wenn sie doch tatsächlich vergangen wären – oder uns um die Zukunft zu bekümmern hätten, wenn sie doch nur ein vages Irgendwann jenseits unserer Zeiterfahrung wäre.

Im Präsentismus faßt der Begriff der Uchronie die Gleichzeitigkeit des Ungleichzeitigen, die Einheit der Zeit als Gegenwart in ihrer Unterschiedenheit als vergangene und zukünftige. Diese Einheit der Zeitdifferenzierung definiert das historische Bewußtsein. Es manifestiert sich nicht im bloßen Bewahren kultischer Traditionen, die das Werden und Vergehen als ewige Wiederkehr des Gleichen feiern – und so auf die Zukunft verzichten.

Recording

Wenn wir uns in einem Museum mit historischem Werkbestand bewegen, erfahren wir die Zeitform der Uchronie. Einerseits lernen wir die Werke der verschiedenen Epochen als historische zu unterscheiden – andererseits aber offenbar als jetzt, in der Gegenwart des Betrachters, bedeutsame wahrzunehmen. Die Uchronie ist die Zeitform des Dauernden, des Bewahrten.

Wenn wir einer Aufführung, einer Komposition folgen, nehmen wir das Musizieren als die Herstellung einer Zeitfolge wahr; niemals hören wir das musikalische Werk als ganzes, und doch ist jeder vorgetragene Takt gerade im Hinblick auf das Werk als Einheit zu hören. Die Zeitform des «Werkes» ist uchronisch als Vergegenwärtigung des in der Aufführung bereits Gehörten, also Vergangenen.

Das Konzept des «Werkes» hat seine Bedeutung darin, die Einheit seiner Elemente als Zeitform erfahrbar werden zu lassen, gerade weil die Wahrnehmung dieser Elemente an das prozessuale zeitliche Nacheinander gebunden ist. Wir sehen und hören in zeitlicher Folge nur je konkrete einzelne Gestaltungselemente oder Töne. Das Aktuellhalten des bereits Gesehenen oder Gehörten ermöglicht die Wahrnehmung des Werks als ganzem. Das hat man immer schon als *memoria* oder als Vorstellungskraft beschrieben. Die Zeitform der *memoria* ist uchronisch. Diese Auffassung hat nachhaltige Auswirkungen auf die Bewertung technischer Innovationen – besonders auf die elektronische Generierung von Wahrnehmungsanlässen.

Eine besondere Bedeutung kommt der Möglichkeit des technischen *recording* zu. Es verstärkt nicht nur die Möglichkeit, Uchronie der *memoria* durch die Wiederholung auszubilden – es qualifiziert sie auch. Die technische Reproduzierbarkeit verbreitert nicht nur die Aneignungsmöglichkeiten der Werke, sondern ist auch Steigerung der Vorstellungskraft durch Stimulierung von uchronischer Zeiterfahrung. Dafür drei Hinweise:

Wer im Umgang mit den elektronischen Medien mit dem Phänomen der Interaktivität konfrontiert wird, bemerkt schnell, daß er ein Kriterium braucht, um den prinzipiell unaufhörlichen Fortgang des Prozessierens zwischen Betrachter/Akteur und dem Resultat seiner Operation beenden zu können. Der Eindruck relativer Beliebigkeit interaktiver Wechselwirkung entsteht, wo das Kriterium für zeitliche Schließung der Operation fehlt. Wie anders könnte man dieses Kriterium gewinnen als aus der geschichtlichen Erfahrung, die zum Beispiel Künstler gemacht haben, denn auch sie standen ja vor der Notwendigkeit, ihr Malen, Schreiben, Komponieren irgendwann zu beenden. Der Maler konnte seine Interaktion mit dem von ihm hergestellten Bild nicht endlos fortführen, es sei denn um den Preis der Zerstörung, der Annullierung der bereits geleisteten Arbeit. Die in gewisser Weise radikale Entscheidung zum Abbruch der Arbeit als einer Beendigung konnte nur getroffen werden mit Blick auf das Werk als eine Einheit – und sei die auch nur formalistisch definiert. Die Arbeit an der elektronischen Bildgenerierung schärft also den Blick für die Frage, welche Formen der Beendigung in den historischen Werken zur Geltung kamen.

Das Neue an den interaktiven Medien scheint darin zu liegen, daß zwischen Produktion und Rezeption nicht mehr unterschieden wird. Aber auf der Ebene uchronischer Vorstellungskraft/*memoria* galt das bereits für die Malerei des 15. Jahrhunderts. Ein zentralperspektivisch organisiertes Bildwerk bezog bereits den Betrachterstandpunkt in den Bildraum ein. Der Blick ins Bild und der Blick aus dem Bild interagierten in der aktiven Wahrnehmung. Und ein zweiter, dritter und vierter Blick führte in der jeweiligen Wahrnehmung zu einem bisher auf dem Bild nicht Gesehenen, obwohl es immer schon vorhanden war. Insofern veränderte sich durch die Wahrnehmung auch das objektiv materielle Substrat «Bild» in gleicher Weise, wie sich heute das elektronische Bild durch Interaktion verändert. Wo es aber dem Betrachter historischer Bildwerke schwerfällt, seine früheren Rezeptionsleistungen zu bewahren, ermöglicht ihm der Rückgriff auf die Speicherung, seine Interaktionsfolgen appellativer präsent zu halten.

Offensichtlich ist es unumgänglich, vor der Produktion neuer Medien die Unterscheidung von Information und Mitteilung zu aktivieren – also die Unterscheidung von Inhalt und medialer Form. Aber nicht nur mit Marshall McLuhans Konstatierung, daß das Medium die Botschaft sein kann, wird der Begriff Information schillernd. Gerade elektronische Bildgenerierung erschließt die mediale Mitteilung als ein Informbringen des Rezipienten – als seine Formierung durch Positionierung. Das beginnt bereits mit dem Appell des Bildes, sich ihm wahrnehmend zuzuwenden. Auf diese Positionierung kommt es an, denn es ist für den Rezipienten erheblich, ob er vor dem Bildwerk als Gläubiger oder Meditierender Position bezieht, oder aber als sich selbst thematisierender Betrachter, oder aber als Analytiker von Sprachformen des Bildes. Die Information des Bildes als Wahrnehmungsanlaß realisiert sich also als Formierung des Betrachters.

An utopischen Orten uchronischer Präsenz wie den Museen hat sich der Betrachter selbst zu informieren, insofern ihm dort, anders als in Sakral- oder Herrschaftsbauten, nicht mehr situativ vorgegeben wird, in welche Rezeptionsform er sich einzustellen hat. Gerade die Werke der freien Kunst verlangen die Selbstformierungskraft des Betrachters. In ihrer utopischen Verfügbarkeit an jedem Ort und ihrer uchronischen Allgegenwärtigkeit fordern die elektronischen Medien, um ihnen Information abzugewinnen, die Fähigkeit des Betrachters/Interakteurs, Position zu beziehen, besonders heraus. Er realisiert in der Formation mit dem interaktiven Medium seine Information.

Wer die spezifischen Leistungen der Bildlogiken elektronischer Medien und ihrer Programme nutzen will, tut das nicht, indem er etwa Bill Gates' Operationskonzept *«windows»* technisch nachvollzieht. Der Rahmen der Gestaltungsmöglichkeiten bei Verwendung von Windows wird vielmehr durch die Erfahrung mit bildsprachlichen Aussagen in nichtelektronischen Medien bestimmt, also etwa durch die historische Auffassung, das Gemälde sei ein Fenster. Der Blick aus der Behausung durch das Fenster in die Welt eröffnet die Tiefenschichtung von der Nähe zur Ferne unter Rückgriff auf die natürliche Fähigkeit des Gehirns, das objektiv Ferne (so weit es der Erinnerung bereits zur Verfügung steht) nahe heranzuholen, denn wir steuern die Optik des Wahrnehmens ferner Dinge nach den Anschauungen, die wir von ihnen bereits besitzen.

Wenn mit Windows das optische Raumkontinuum durch simultane Präsenz verschiedener Raumebenen scheinbar aufgelöst wird, so können wir mit dieser Äquitopik doch nur arbeiten, weil wir sie jederzeit in das Kontinuum der Vorstellung, also in die Erfahrung von Uchronie überführen. Das führt zu einer Reaktivierung der historischen Bedeutungsperspektive durch die Operation mit Windows – also einer weiteren Steigerung der uchronischen Leistung durch elektronische Medien.

Bildende Wissenschaften

Für ein Konzept der Zweiten Moderne lassen sich durch diese Stichworte zukünftige Entwicklungen vergegenwärtigen, die unter dem Programmnamen *«Imaging sciences»* und «Neuronale Ästhetik» zur Diskussion gestellt sind. «Imaging sciences» bezeichnet die Tatsache, daß auch Naturwissenschaftler aller Arbeitsfelder mit der Verwendung elektronischer Sprachgenerierung gezwungen sind, ihre Arbeiten explizit ästhetisch zu organisieren und zu werten, denn sie begegnen in ihren medialen Vergegenständlichungen gedanklicher Konstrukte primär den kategorialen Vorgaben für ihre Anschauungen und Vorstellungen, wie sie den Funktionslogiken des Gehirns von Natur aus eingeschrieben sind (ihnen widmet sich die Neuronale Ästhetik).

Was bisher im wesentlichen den bildenden Künsten als Formierungsleistung abverlangt wurde, wird nun auch den bildenden Wissenschaften zur Aufgabe. Für die formierende Kraft, die bildende Kraft der Künste, galt die Maxime *«ut pictura poesis»*, das heißt, auch Bilder sind sprachlich konstituiert und anwendbar – und deshalb Instrumente der Erkenntnis. Für die bildenden Wissenschaften gilt *«ut scientia poesis»*, das heißt, auch wissenschaftlicher Gebrauch von Sprache ist ästhetische Operation mit der unübersteigbaren Differenz von Bewußtsein und seiner sprachlichen Vergegenständlichung.

Weil die bildenden Künste seit der Frührenaissance große Erfahrungen mit ästhetischen Operationen gemacht haben, entwickelte sich ein intensives Interesse der bildenden Wissenschaften an den Leistungen der Künstler. Wenn Künstler zu Partnern der Naturwissenschaftler im gemeinsamen Gebrauch elektronischer Bildgebung/Modellbildung werden, dann werden die Wissenschaftler im Gegenzug zu den heute gewichtigsten Entdeckern und Würdigern historischer Leistungen bildender Künstler. Es ist bereits jetzt absehbar, daß die Labors von Neurophysiologen und Biochemikern zu den utopischen Orten uchronischer Vergegenwärtigung der Kunstgeschichte werden. In der Verwendung der neuen Medien wird sich die utopische Forderung nach der Einheit von bildenden Künsten und bildenden Wissenschaften erfüllen – und zwar als Fortschritt durch Steigerung unserer uchronischen Zeiterfahrung.

‹For the second time – a call for modernity›[1]

Von Jochen Gerz

Was ich hier notiert habe, ist nicht älter als der heutige Tag. Es könnte also sein, daß, wenn ich morgen das gleiche versuchte, es anders ausfallen würde. Wenn ich sage, daß die Zeit eine Rolle spielt bei dem, was ich sage, klingt das selbstverständlich. Die Frage ist, wie wir mit dieser Selbstverständlichkeit umgehen, wenn wir über das sprechen, was wir als gültig und endgültig betrachten. Ich habe mich entschieden, über das Umfeld der Kunst zu sprechen. Ich hätte vielleicht effektiv nach dem Hören einiger Vorträge hier – seit dem Schreiben meiner Notizen – etwas anderes gemacht. Wenn ich hier spreche, so spreche ich mich nicht frei von meinem Umfeld, ich tue etwas, das sich als zeitlich und reziprok, abhängig von und ähnlich mit etwas anderem, versteht.

Ich will mich konzentrieren auf das Umfeld der Kunst, so wie es sich für mich heute darstellt. Die Schlußfolgerungen, die man daraus für die Kunst zieht, hängen davon ab, ob man die Kunst als etwas von ihrem Umfeld Unabhängiges ansieht oder nicht. Die Antwort möchte ich Ihnen überlassen.

Ich beschränke mich auf die Liste von sechs Begriffen, die im Umfeld der Kunst dabei sind, sich zu ändern. Es geht dabei nicht um eine ganzheitliche, autonome Vision von der Zukunft, sondern um Veränderungen heute. Auch die Beurteilung, ob diese Veränderungen in die oder aus der Kunst kommen, überlasse ich Ihnen selbst. Generell möchte ich vorausschicken, daß ich nicht alarmiert bin darüber, daß ich exzessiven Fiktionen – Heidegger-*light*, sagte meine Nachbarin – inzwischen Budweiser-*light* vorziehe. *Light* ist richtig. Der Rest ist eine Frage des Geschmacks. Ich selbst ziehe kontinuierliche Versionen, durchaus auch solche, die homöopathischer mit dem Bedarf an Sinn umgehen, inzwischen vor. Nicht nur die griechische Antike, auch die deutsche Vergangenheit des 20. Jahrhunderts, ist ein Umfeld. («Umfeld», das meint eigentlich nur: von hier und jetzt aus sprechen.)

Die ersten Bemerkungen beziehen sich auf die Objekte. Also auch auf die Produktion von Dingen, die nicht leben, die wir als künstlich betrachten, die in der Vergangenheit sicher in viel kleinerer Zahl existierten. Die Zahl hat sich, parallel zur Entwicklung der industriellen und technischen Zivilisation, ständig vergrößert. Wir sind von Myriaden verschiedenster erfundener Objekte umgeben, von denen wir selbst nicht viel wissen. Sie sind uns präsent wie eine Milchstraße. Ich habe das Gefühl, als würden die Objekte, die so zahlreich geworden sind, tendenziell anfangen, wieder zu verschwinden. Und zwar sowohl in die Richtung einer nicht mehr spürbaren Entfernung wie in die Richtung einer nicht mehr spürbaren Nähe, nämlich in die Richtung des eigenen Körpers. Ich sage dabei nur, daß sie verschwinden als etwas Sicht- oder Spürbares, nicht, daß sie aufhören zu funktionieren.

Das ist nicht einfach zu behaupten, es ist auch nicht einfach nachzuweisen. Ich glaube aber, daß das Mikrophon, das vor mir steht, in der Zukunft nie mehr so groß sein wird wie heute. Es geht auch nicht darum, etwas zu loben oder zu beklagen. Oft steht beides für eine Kleinmut beim ersten Erleben. (Die so tendenziell wieder verschwindenden Objekte verschwinden auch als *passerelle*, über die die Flucht in die Fiktion gelang. «Duchamp, ich möchte mein Pissoir wiederhaben», ist der Titel einer Edition von mir. Von einer antizipierenden, nur scheinbar gegenläufigen Form des Verschwindens der Objekte als Kunst kann man also auch sprechen.)

Das Kleinerwerden und das Mehrkönnen und Mehrbeinhalten dieser Objekte scheint nachweisbar. Es gibt die Produktion, es gibt die Lagerung, das Verfallsdatum, den Grünen Punkt, das Endlager. Es scheint etwas in die Objekte zu kommen, das gerade das Gegenteil der Objekte ist, nämlich das, was sie gerade verdrängt hatten: die Zeit. Die Zeit schließt wieder zu den Objekten auf. Die Objekte waren das Land, das die Zeit verlassen hatte für ein Exil, das Leben hieß. Nur noch in der banalen Kleinigkeit, tägliches Leben genannt, konnte die Zeit sein wie ein Ärgernis, umgeben von den kulturellen Eldorados. Die Objekte mußten nicht mit uns sterben. Sie erinnerten uns täglich an unseren Tod. Heute ist die Zeitlichkeit, das Verfallsdatum, hinter den Objekten her mit der Geschwindigkeit eines Megatrends.

So ist es heute. Die Objekte haben den Eindruck gemacht, als seien sie unsere beste, weil endgültigste Spur. Es gibt heute nur noch zwei Dinge, die nicht aufhebbar zu sein scheinen: der Begriff, den wir von unserer Kultur haben, und das, was wir an industrieller Produktion nicht wiederverwerten können, zum Beispiel atomare Abfälle.

Vermehren scheint generell problematischer zu werden als reduzieren. Ich glaube, daß man in zwanzig Jahren die Leute bezahlt (das heißt, in Prozesse investiert), die zeigen, wie man Dinge zum Verschwinden bringt. Im Sinn von Produktion: entproduzieren.

Das zweite, worüber ich sprechen möchte, ist Materialität. Giordano Bruno ist im Jahr 1600 verbrannt worden, weil er behauptete, alles habe einen materiellen Ursprung. Beobachtungen, die wir der Domäne des Glaubens, des Spirituellen, des Immateriellen generell, zuschreiben oder die wir gewohnt waren, dieser zuzuschreiben, lassen sich inzwischen auf die Gebiete des Materiellen anwenden. (Daß damit die Domäne des Glaubens etc. tendenziell selbst ihre Begründung verliert, ist eine andere Sache, deren Behauptung vielleicht die besten Argumente im «letzten» Aufbäumen der zeitgenössischen neuen und alten spirituellen Traditionen findet. In diesem Kontext könnte man von der Kunst sprechen, die sich – durchaus parallel dazu – in der technologischen Re-realisierung eigenartig zu entleeren scheint.) Es sieht so aus, als ginge die Zeit der Teilung zwischen Immaterialität und Materialität zu Ende, als gäbe es das eine außerhalb des anderen nicht. Das betrifft unser Denken, sonst nichts. Auch ist mir nicht klar, ob es sich dabei nun um neue oder uralte Erkenntnisse handelt.

Die Kenntnis des Materiellen scheint größer zu werden. Alles wird materiell begreifbar, wenn nicht erklärbar, jedes Phänomen, jede Energie, Erinnerung, Unsichtbarkeit oder auch Immaterialität. Die Erfolgsgleichung: Unkenntnis = Immaterialität ist nicht mehr verwendbar. Ich glaube, die Wissenschaft ist heute hauptsächlich eine Wissenschaft von der Umkehrung von Immaterialität, früherer historischer Immaterialität, in Materialität. Wie gesagt: Die Wirklichkeit, die Natur, ändert sich deshalb nicht, höchstens unser Verständnis davon, das versucht, mimetisch ihr – und uns – adäquater zu werden. Die Emphase des exklusiv auf den Menschen gerichteten Bedenkens und Gedenkens läßt, allen Karikaturen und allem Aufbäumen zum Trotz, nach.

Der dritte Begriff aus dem Umfeld, über den ich sprechen will, nach den Objekten und der Materialität, ist der des Autors. Einmal im Jahr wird eine Gruppe Unbekannter mit dem Nobelpreis für eine Wissenschaft ausgezeichnet, die man vorher nicht kannte. Kein Lexikon wird die Zahl der Autoren, keine Chronik die Zahl der Erfindungen und Preisträger in Marmor fassen. (Das deutsche ‹*Who is who*› führt nicht viel mehr einer Allgemeinheit bekannte und große Namen als das Telefonbuch von Dortmund. Für Ausländer reduziert sich das, was im deutschen ‹*Who is who*› zu finden, das heißt bekannt ist, auf quasi Null.) Nur in der Provinz ist die Kultur universalistisch. Wenn man von Frankreich nach Belgien oder von dort nach Großbritannien fährt, um nur von europäischen Ländern zu sprechen, dann merkt man, daß das, was man Zivilisation, Kultur, Geschichte nennt, überall etwas voneinander Verschiedenes ist. (Auch in der Gegenwartskunst, die man die Avantgarde nannte und die auch heute noch internationalistischer ist als alles, was Teil der Geisteswissenschaften war und ist, gibt es trotzdem die nationale Präferenz und auch den Künstler, der zuhause weltberühmt ist.)

In welchem Gebiet werden die meisten Erfindungen gemacht? Wer erfindet heute? Schon die Fragen zeigen, daß Künstler von einer neuen Bescheidenheit nur profitieren können. Sie müßten von einer franziskanischen Bescheidenheit geschüttelt werden wie von einem schamanischen Fieber. Doch zurück zum Umfeld der Kunst: Der Autor wird im Kontext gesehen. Nicht so sehr dem des Werks oder Arbeitsgebiets oder sogar der Benutzer, sondern im Kontext aller anderen Gebiete und aller anderen nicht betroffenen Nichtbenutzer. Das läßt diesen in der Kultur oft isolierten, marginalisierten, auch zu Unrecht auratisierten Einzelfall zu einem Mitspieler werden, dessen Relevanz unter dem Gesichtspunkt der «Mitarbeit» und der Dienstleistung vielleicht auf Dauer und in Zukunft besser gedient ist als mit dem Hinweis auf universalistische (von hier und jetzt, von jedem Umfeld unabhängige) Genialität, die sozial erfahrungsgemäß zudem die Tendenz zu haben scheint, den «Rest» (der Menschheit, sprich der kulturellen Provinz) zur *Micky Mouse* zu machen.

Das gleiche passiert mit dem Begriff des Betrachters. Und das gleiche passiert mit dem Begriff des Werks und dem, was wir unter Originalen verstehen. Auch dabei scheint es sich um Identitäten zu handeln, die sperrig werden. Die Benutzerebene kann sich nicht entwickeln, wenn sie nicht paßt, das heißt, nicht den Verkehr aufnehmen kann mit dem, was Tabu, Dogma, Ideologie waren, mit der Software. Das Werk muß modifizierbar werden im Lesen. Das Werk muß plural, die Werke, werden im Lesen von Romeo und Julia. Das Werk muß lernen zu verschwinden im Lesen. Nun kann der Einwand kommen, daß all das metaphorisch «schon immer» bereits am traditionellen Werk geschieht. Das stimmt. Es ist durchaus nützlich, darauf hinzuweisen, wie ähnlich eine Gegenwart als Umfeld ihrer Traditionen diesen ist. Es geht hier ja auch nur und gerade um den Wegfall des Metaphorischen, von der Metapher als solcher. Und damit von «Fiktion» (von Immaterialität, von «Gott», wenn man so will).

Viertens: zur Form. Es gab und gibt die Kunst der Form. Das, was wir auch im Design, in der Architektur kennen. Ich glaube, daß die Form immer mehr zur In-Form-ation wird. In der Kunst war die Kunst der Form gleichzeitig auch immer eine Kunst der Entfunktionalisierung des Umfelds, das nicht Kunst war. Das war die Funktion der Kunst. Außerhalb von ihr galt es, Form und Funktion zu verbinden.

Wir leben heute in einer Gesellschaft, die man als eine Löffel-Gesellschaft bezeichnen könnte. Das heißt, daß jedes Objekt, alles, was uns umgibt, im Prinzip bekannt ist oder zumindest sein soll. Man kennt dessen Sinn, seine Herkunft, seine Funktion, man kennt seinen Preis, man kennt den Ort, an dem es zu finden, zu kaufen ist, man weiß alles, was man mit ihm tun und lassen können soll und will. Alles kommt mit Gebrauchsanweisung zur Welt. (Darüber hinaus will man heute, wie gesagt, noch gerne wissen, wie man es wieder los wird. Gebrauchsanweisungen, mit oder ohne ihren erklärungsbedürftigen Gegenstand, haben überraschenderweise im heutigen Umfeld, so sieht es aus, ein größeres Potential zur Entfunktionalisierung als die Objekte, deren Erklärung sie sind.) Die Hierarchie mit den Stufen: Entfunktionalisierung, Rätsel, Sinnlosigkeit gibt es seit eh und je. Das Neue ist, daß sie auch bei uns nicht länger in die Metaphysik führt. Der Osten hat den Westen besiegt, oder von Nordamerika aus gesehen: der Westen hat den Osten befriedet. Die Relativität des Sprechens ist uns nicht neu, dennoch ist es eine neue Erfahrung im Umfeld, das heißt außerhalb des Spiels.

Insofern ist das sinnlose Objekt *par excellence* die Natur. Zweitens, wenn man das überträgt von der Form auf die Information: Was ist das Gegenteil von Information? Das gibt es eigentlich nicht. Das Gegenteil von Information (das, was der mimetischen Sehnsucht nach dem sinnlosen Objekt am nächsten kommt) ist das Rätsel. Es ist kein Widerspruch, mit den Mitteln der Information zu arbeiten, um Rätsel zu produzieren, das heißt Rätseln gerecht zu werden.

In der Diskussion über die Medienkunst der siebziger Jahre war dieser vermeintliche Widerspruch die Schallgrenze des Positivismus. Als dürfte nur die Kunst der neuen Medien keine Rätsel schaffen.

Oder besser: als dürfte die Kunst ohne Verrat nicht die Kunst verlassen und Umfeld werden. Endlich: als dürfte das Umfeld der Kunst nicht Rätsel werden. Hier trifft sich die Angst um die Kunst mit dem Freudschen Trauma der Realität.

Das größte, und fast könnte man sagen, zeitloseste Rätsel ist die Zeit. Zeit verbringen, Zeit verlieren kann man am besten im Spiel. Zeit zu verlieren mit Genuß, das heißt, die Zeit steht still. Ich kenne zur Zeit kein anderes Gebiet, auf dem mehr Zeit verloren wird – mit Genuß – als bei dem neuen Spiel Internet. Was tun mit Information, die nicht mit dem eigenen Bedarf begründbar ist, das heißt in der Jäger- und Sammlersprache, mit dem Verzehr? Was tun mit der Milchstraße? Was tun mit den Bäumen des Amazonas? Werden wir uns leisten können, die Blume, von der Basho, Goethe, Tennyson sprechen, nicht zu brechen? Was wird uns dahin bringen?

Man könnte auch sagen, daß das Neue sich einerseits unserem Spieltrieb verdankt und andererseits unserer Fähigkeit zur Langeweile, der Fähigkeit, nichts mehr anzufangen zu wissen mit der Zeit. Neue Spiele stimulieren selbst diejenigen, und oft sind es deren Erfinder, die sich besonders leicht langweilen. Daß man das jeweils neue Spiel so lange mit Preis und Lob schmücken kann, bis es am Ende fast nicht mehr zu erkennen ist als eine nebensächliche und selbstvergessene Sache, ist an der hundertjährigen Geschichte der Kunstgeschichte ablesbar. Man kann fast von einer industriellen Sinnproduktion in den Geisteswissenschaften sprechen, von einem heimlichen, fast konspirativen Spielmarkt. Vielleicht ist das Heimliche, dazu gehört auch das schon grotesk Ernsthafte, am Spiel so wichtig wie die Schrift auf dem Drops. (Das Spiel muß auch deshalb moralisierbar sein und bleiben, weil es mit Moral nichts zu tun hat, sondern eigentlich nur mit unserer Zeitlichkeit. Die zu verheimlichen war bisher jede Mühe wert.) Akademiker und Kunstvermittler haben an der Titanisierung des Spieltriebs ihr Zubrot verdient, daß der Virus auf die Künstler selbst übergriff, kommt hinzu. Es hat sicher nicht nur geholfen, aus Künstlern erfolgreiche Partner des Staates zu machen, gleich wie der aussah oder heute ist. Es ist gleichzeitig einer der Gründe für den neuen Status des Berufs der alten Narren und Lügner. Das Titanische ist ein Künstlerparfum, das gut geht.

Noch einmal zur Form: die Deformatisierung. Die Form verlieren, die eigene Identität, das scheint das Kriterium für Änderung zu sein – Metamorphose. Nichts kann mehr literarisch genommen werden, alles ist literal, tatsächlich so, wie es ist. Ich glaube, «Auschwitz» steht für das technische Ende des literarischen (Frei)Raums, dessen, was am Ende des Mittelalters als «Ich-Lyrik» begann mit den Chansons der Troubadours. Das Ende auch der Rolle und Konvention des Künstlers als Narr und Lügner.

Im Spiel ist nichts Dekor. Das Tabu, alles, was auf seinem Format besteht, macht seinen Ort zum Endlager. Hier löst sich meine Landkarte im Nebel auf. Doch eines kann man vielleicht noch sagen: Das eine bringt das andere um die Form, zum Verschwinden. Es uns oder wir es – oder wir uns?

Fünftens: zur Identität. Die Bemerkungen über das Umfeld der Kunst müssen nicht alle aus dem gleichen Gebiet kommen. Das Umfeld der Kunst ist nicht homogen. Generell kann man sich dabei ertappen, daß man jeden Singular hinterfragt und bezweifelt. Man sollte vielleicht mit Zwei anfangen zu zählen. Vielleicht ist Eins eine Hypothese, die uns nicht gut bekommt. Eine Entsolidarisierung. Ich kann mich nicht anders spüren, sehen, denken als im Verhältnis zum oder im anderen. Zu dem, was ich auch bin und das ich auch ist. Die Singulare wollen Plural werden.

Der Plural von Identität ist nicht die Grenze der Identität. Die Grenze der Identitäten ist der Rassismus.

Nur aus sich selbst bestehen kann niemand und nichts. Ein in eine auch heute vorrätige Kulturwatte wie in eine Rüstung verpackter kastrierender Selbstzweifel führte im Nazismus zur Fiktion, zum Popanz des anderen als Urfeind und Übermacht. Zum Ausschluß nicht nur des anderen, des Nächsten, sondern auch des Selbst. Die größte Verletzung ist der Selbstmord. Autarkie ist gesellschaftlicher Selbstmord. Wenn ich vor einem abstrakten, monochromen Bild stehe – entschuldigen Sie den geschmacklosen Schwenk, doch möchte ich auf die Natur der Hybris hinaus, die von einer Verunsicherung kommt und der brennenden Scham über ein Ungenügen, die sich nur mit dieser Kultur identifizieren und aufladen können – wenn ich also vor einem abstrakten, monochromen Bild stehe, dann mache ich mir einen Text.

Seitdem ich Anfang der sechziger Jahre die ersten Bilder von Mark Rothko, Barnett Newman, Franz Kline, Jackson Pollock, Philip Guston sah, sind sie vor mir. Es sind Monumente, die mir dabei helfen, nicht hier und auch nicht anderswo zuhause zu sein oder sein zu müssen. Aber in dieser verletzlichen und nicht besitzbaren Fremdheit sieht der Möchtegern-Nomade, ohne jedes persönliche Risiko, Kumpane der eigenen Stubenhockerei. Und eine Animierung zur Kraftmeierei. Der inmitten der Gipfel der Kultur selbst vom Verschwinden bedrohte Zwerg wird zum ballernden Kulturzitat, an dem die Welt genesen soll. Ich habe mit Absicht Kunst von einem anderen Kontinent gewählt, eine Kunst, die mit Hitlers Kulturschatz noch nicht einmal die Entartung gemeinsam hat und die ich nicht missen will. Ich habe das getan, weil es mir nicht darum geht, aus einer Position des anderen zu sprechen. Es ist wie sonst auch: Was ich denunziere, denunziert mich selbst.

Wenn ich einen Text lese, mache ich mir Bilder. So einfach ist das. Es geht nicht anders. Multimediale Kunst entspräche uns auch, das heißt, wäre uns auch dann ähnlich, wenn es sie nicht gäbe. Auch, wenn es die Kunst nicht gäbe. Es gibt Voraussetzungen für das, was wir Erfindung nennen, nämlich, daß es den Fund (bereits) gibt. Zu Identität und Ähnlichkeit: Uns ähnlich, das heißt nicht nur, daß etwas anderes uns ähnlich ist, sondern daß wir ihm ähnlich sind. Das Potential zur Ähnlichkeit scheint an sich unerschöpflich. Es ist nicht sicher, ob es in uns, auf unserer fast gnadenlosen Sinnsuche, in dem also, was Mahatma Gandhi ironisch die westliche Kultur nannte, eine besonders bemerkenswerte Äquivalenz gefunden hat.

Wir sind vielmehr (Leben) ähnlich als dem Menschen, sonst könnten wir es nicht erleben. Ein weniger menschenzentriertes Weltbild oder gar Menschenbild entsteht in uns, ich spreche wieder vom Umfeld der Kunst. Das Kompatibilisieren, das heißt das Ähnlichmachen von einander fremden künstlichen Systemen, ist übrigens unter den derzeit bekannten künstlichen Vorgängen einer der komplexesten und wichtigsten.

Sechstens: produzieren. Die Berücksichtigung dessen, was man mit dem Produkt tun soll, rückt immer mehr ins Zentrum der Produktion selbst. Sie ist heute Teil der Produktion, unabhängig davon, ob sie zu Ergebnissen führt. Es geht hier nicht so sehr um das Nachdenken über die Gestaltung und Funktionalität, die Ästhetik und Ethik des Produzierten, sondern um die Sorge, daß jede Produktion, unabhängig von allem anderen, ein Problem schafft: die Entsorgung. Wir sind eigentlich voll. Es handelt sich dabei um eine durchaus neue Weltinselmentalität: Alles was auf die Insel *(islands don't have bridges)* kommt, kommt von draußen, aber darf sie nicht mehr verlassen, denn draußen ist alles voll. Unserem plötzlichen Sinn für Ethos verdanken wir den Umständen und der Geographie. Es sieht mehr und mehr so aus, als würde die neue Agenda den alten Individualisten jeweils nachgereicht. Die bereits stattgefundenen Termine, die besonders wichtig waren, sind rot unterstrichen.

Ich glaube, daß zur Zeit ein Gefühl der unausgesprochenen Saturierung das größte Handicap ist, der Kultur etwas Neues zuzutrauen, an das Neue überhaupt zu glauben oder sich daran zu erfreuen. Dekadenz? Die Kultur scheint zum Gegenteil dessen zu werden, was in ihrem Umfeld gilt. Der heutige Zweifel an ihr hat nicht viel zu tun mit einer Fin-de-siècle-Stimmung, mit Sehnsucht nach dem Gestern, es sei denn in der Kultur selbst, wo im Grunde der mythischen Dimension von Tragik und Unbescholtenheit nachgetrauert wird, dem literarischen Raum, der täglich schrumpft und in den sich die ersten sprachlosen Spieler verirren mit ihrem – *quel horreur* – virtuellen Zeug.

Etwas als etwas Neues zu sehen und nicht nur als mehr vom Gleichen, ist schwieriger geworden.

Wie schon im Zusammenhang mit den Objekten gesagt: Die Leute werden gut bezahlt werden, die uns vormachen, wie wir Dinge loswerden. Entproduzieren kann ein normaler Teil unseres Produktionsbegriffs werden. Auch in der Kunst?

Zum Umfeld der Kunst gehört in einem engeren Sinn auch deren Vermittlung und das, was wir hier tun. Wir wohnen seit ein paar Jahren der Professionalisierung von Ratlosigkeit, dem Lob der Unschuld, bei. Was in der Kunst geschieht, scheint ihr zu passieren, wie etwas im Grunde Unerhörtes, das ihr zustößt wie eine Fatalität von außen.

In diesem Zusammenhang eine abschweifende Bemerkung: Wenn wir fortfahren, dem Charme der eigenen Ratlosigkeit zu erliegen, wird uns die Gesellschaft, die Industrie, die Politik, Herr Kohl, langsam Stück für Stück den Teppich der eigenen Zuständigkeit unter den Füßen wegziehen. Nach dem Motto: Die Kunst ist zu wichtig, als daß man sie der Kunstwelt überlassen kann. Auch das wäre eine der Utopien der Moderne, die deshalb verschwände, weil sie eintrifft. Die Berliner Arbeit von Christo und Jeanne-Claude zeigt unter anderem das heutige Erfolgspotential der Kunst jenseits der Kunst, nämlich da, wo sie unvermittelt in ihrem Umfeld auftaucht.

Die beeindruckende Infrastruktur der Kunst selbst, die vielen Menschen, Kulturnationen, Regionen, Organisationen, Berufe, Orte,

Pressemedien, Paläste und Loftetagen, Firmen, Anlässe und Jubiläen aller Art, die sich inzwischen ideologisch und kommerziell direkt auf sie beziehen, tendiert immer mehr dazu, zum Autor des Diskurses der Kunst als eine rastlose Perpetuierung der Infrastruktur und ihrer die Kunst betreffenden Ratlosigkeit zu werden. Eine ganz kleine Marginalie und Störung ist in diesem Konzert vielleicht die Angst vor dem Verschwinden der Kunst selbst als Malerei, die bei jeder kleinen Unebenheit des kontemporären Terrains zu Schlaflosigkeit im Umfeld der Kunst führt. Man müßte vielleicht sagen: Angst vor dem Verschwinden des Anlasses, denn ihrem schmucken Umfeld ist die Malerei selbst nur der Anlaß. Statt Veränderungen produziert diese Angst den Diskurs der Veränderung und dieser schmückt immer neu den alten Tannenbaum der Malerei. Die Malerei lebt von den Appropriationen, das heißt von Information, die sie nicht betrifft. Das ist aus der, oder besser, das ist zur Malerei geworden: ein mehr oder weniger graziles Hinterherlaufen hinter den Zeichen der Zeit. Doch glimmt gerade hier die letzte sichtbare Utopie der Moderne, die von der Geburt der Kunst in ihrem Ende. Ich bin aber nicht sicher, ob ich nicht von etwas getäuscht werde, das generationsbedingt ist: gute Gründe zu brauchen für etwas, das ohnehin geschieht. Trotzdem wäre ich glücklich, wenn diese Rede verstanden würde als der Versuch eines Künstlers, im Namen der Kunst zu sprechen.

1972 habe ich die schwierige Frage nach der eigenen Identität so beantwortet: Ich mache in der Kunst alles außer Malerei, Skulptur, Zeichnung.

Heute beantworte ich die Frage anders. Wenn man von Medienkunst spricht, sollte man die Malerei dazuzählen, denn sie ist eine Medienkunst. Die Stelle bei Giordano Bruno, auf die ich anfangs anspielte, lautet so: Der Schüler fragt den Meister: «Was soll ich tun, wenn jemand nicht glauben will, daß in der Kunst alles einen materiellen Ursprung hat?» Der Meister antwortet: «Jag ihn zum Teufel.» Darauf der Schüler schüchtern: «Wenn aber der mich leichter zum Teufel jagen kann als ich ihn?»

Als Hommage an die eigene Ohnmacht als Künstler auf dem Luxusliner Kunst, an dem die Stürme der Gegenwart abprallen wie Konfetti, nenne ich mich lieber Maler. Maler sollen sich vielleicht heute die nennen, die nicht malen.

Abschließend eine Bemerkung zum humanistischen Axiom von

der großen Kunst, das ebenso zäh ist wie die Vorstellung von der absoluten Zeitlosigkeit der Malerei: Mit der großen Kunst geht es einem vielleicht so wie mit den anderen Dingen, die einem lieb und teuer geworden sind. Wer sie nicht verlassen oder verlieren kann, wird sie nicht finden. Der Preis für große Kunst, für das, was Bazon Brock das Titanische nennt, ist entweder hoch oder er wird wie heute in Spielgeld bezahlt. Es fragt sich, wer ihn wirklich zahlen will. Wieviel noch geschlachtet werden soll für den Taumel vor großartigen, tragischen Kunstschätzen. An der Zerstörung der Erde und unserer Geschichte hat die Sucht nach übermenschlicher Grandiosität ihren Teil. Wer das leugnet, ist eigentlich der erste, der sie verrät. Ich weiß nicht, ob unter uns jemand ist, der diesen Preis allen Ernstes heute zahlen will.

Erste Liebe, Zweite Moderne

Von Petra Kipphoff

In seinem Buch ‹Die Form der Zeit – Anmerkungen zur Geschichte der Dinge› beschreibt George Kubler unter dem Stichwort «Erweiterung der Grenzen» die Tätigkeit des Kunsthistorikers in einem schönen Bild. Die Kunstgeschichte ist, so schreibt er «einem riesigen Bergwerksunternehmen mit unzähligen Schachtanlagen vergleichbar, von denen die meisten schon vor langer Zeit stillgelegt worden sind. Jeder Künstler arbeitet im Dunkeln und wird nur von den Tunnels und Schächten früherer Werke geleitet, während er einer Ader folgt in der Hoffnung, auf eine Goldgrube zu stoßen. Gleichzeitig aber muß er fürchten, daß die Ader schon morgen ausgeschöpft sein kann. Seine Umgebung ist überhäuft mit den Halden der ausgeräumten Minen; andere Goldsucher durchforsten sie von neuem, um Spuren seltener Elemente zu sichern, die früher einmal weggeworfen worden sind, heute aber höher als Gold bewertet werden. Hier und da werden neue Stollen angelegt, aber das Terrain ist so unterschiedlich beschaffen, daß die alten Kenntnisse nur von geringem Nutzen sind für die Aufarbeitung dieser völlig neuen Erdbeschaffenheit, die sich auch als wertlos erweisen kann.»

Kublers Buch erschien im Jahr 1962 in Amerika, auf deutsch übrigens erst zwanzig Jahre später, und hat damals nicht nur bei den Kunsthistorikern und ihren geisteswissenschaftlichen Kollegen, sondern vor allem auch bei den Künstlern Interesse und Aufsehen erregt. Kublers Bild von der Genese der Kunst und der Tätigkeit des Kunsthistorikers und Kunstkritikers, dieses unterirdische Panorama von Fortschritt und Fälschung, Aufbruch und Vergeblichkeit gefällt mir auch im Jahr 1995 noch gut. Im übrigen wissen wir ja auch, was bei Kubler nicht erwähnt wird, daß nämlich Bergwerke sich durch Erdrutsch oder Explosion wieder schließen können. Und nicht immer ist, bei einer plötzlich wundersamen Öffnung nach langen Jahren, dann der zwar tote, aber ewigjunge, schöne Bräutigam zu sehen, den die inzwischen zum alten Mütterchen gewordene Braut im Märchen ‹Das Bergwerk von Falun› wiedererkennt.

Ein anderes Bild, ein wirkliches, ein gemaltes. Es heißt ‹Triumph der New York School› (1984), ist eine Arbeit des amerikanischen

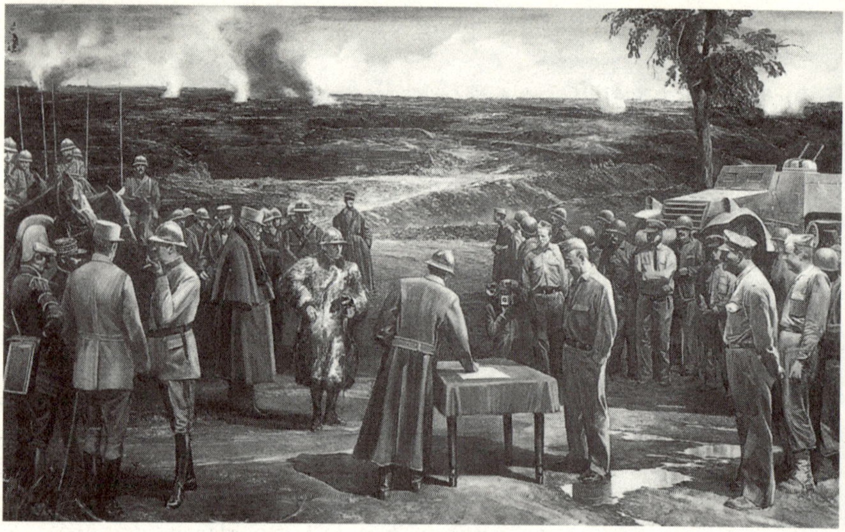

1 *Mark Tansey, Triumph der New York School, 1984, New York, Whitney Museum of American Art*

Künstlers Mark Tansey (Abb. 1). Tanseys Bild, in den Bratensoßen- und Creme-Caramel-Farben der Salonmalerei des späten 19. Jahrhunderts und der frühen Photographie gehalten, zeigt eine Szene, die sich dem fernen Blick als ein Wandschmuck für das Rathaus oder Heimatmuseum einer mittelgroßen Kreisstadt anbietet. Zwei Führungsgestalten scheinen im Vordergrund mit der Unterzeichnung eines Dokuments beschäftigt, während ihre Truppen, deutlich unterschieden durch ihre Uniformen, sich links und rechts locker versammeln. Am Horizont der Qualm geschlagener Schlachten. «Eine witzige und clevere Allegorie jener Verschiebung in der kulturellen Geographie der modernen Kunst, durch die Paris als künstlerisches Weltzentrum von New York abgelöst wurde», nennt Arthur C. Danto dieses Bild, in dem die Kunst, und das ist nicht nur witzig, als ein Abklatsch der Welt vorgeführt wird, in der es, egal ob in der Ökonomie, der Wissenschaft oder der Kunst, in erster Linie um Macht und Vormachtstellungen, um Einfluß und Geld geht. Und irgendwie alles immer mit einem Waffengang endet, dem Krieg der Wörter, Bilder, Händler oder Kanonen. Gewiß, auf Mark Tanseys Leinwand liegt kein Toter herum, die unblutigen Schlachten sind geschlagen, zwei nur durch ihre Gruppierung und Kostüme als

Kontrahenten zu identifizierende Männergesellschaften stehen herum – in Würde schmollend die einen, in Gelassenheit rechthabend die anderen.

Zu sehen ist auf Tanseys Bild in einer komisch theatralischen, komprimierten Szene das, was in der Kunstgeschichte der Moderne als die zweite Entdeckung Amerikas oder auch das Rollback der von den Europäern entdeckten und zwangskolonialisierten Neuen Welt bekannt ist. André Breton, der konsequente Chefphantast des Surrealismus, der sich, seine Kollegen und (auch wenn es an manchen spurlos vorübergegangen ist) den Rest der Welt der Kunst in das Zeitalter von Sigmund Freud geführt hat, unterzeichnet auf Tanseys Bild, Rücken zum Publikum, das Dokument der Niederlage. Die Zeit Europas ist vorbei, die Anführer der Moderne dürfen in den Ruhestand gehen. Breton gegenüber Clement Greenberg, der Eisenhower der amerikanischen Kunstkritik und Ideologe der New Yorker Schule des Abstrakten Expressionismus, die Hände in den Hosentaschen auf die Vollendung der Signatur der Geschlagenen wartend. Auf der Seite der in Würde Besiegten, die übrigens die großvatermäßigen Uniformen des Ersten Weltkriegs tragen, Henri Rousseau, Salvador Dali (natürlich mit einem Prachthelm), Juan Gris, André Derain, Pablo Picasso, Henri Matisse, Joan Miró, Pierre Bonnard, Fernand Léger. Auf der Seite der Amerikaner Greenbergs Kollege Harold Rosenberg und die Künstler Jackson Pollock, Mark Rothko, Willem de Kooning, David Smith, Joseph Cornell und Robert Motherwell. Übrigens ist es ein zwar realistisches, aber nicht porträtartig präzises Bild, und die prominenten Herren erkennen wir nur durch den Begleittext des Künstlers.

Wenn ich das bilderbuchmäßig postmoderne Bild von Mark Tansey sehe, Kunstkampf in Aspik, Historismus heute, dann denke ich natürlich gleich an ein anderes großes Künstlertreffen, das zur Kunst wurde, Max Ernsts Bild ‹Rendezvous der Freunde› (1922, Abb. 2). Hier haben sich in einer Art Hochgebirgs-Weltraum-Landschaft nicht nur Paul und Gala (eine Frau!) Eluard eingefunden, hier springt mit einem Riesenschritt Johannes Theodor Baargeld herbei, während René Crevel sich versonnen abwendet und mit einem Puppentheater spielt, hier hat der elegante Max Ernst sich einfach auf den Schoß von Dostojewskij gesetzt und außerdem das zarte Jünglingsantlitz von Raffael zwischen die Freunde Eluard und Max Morise gefügt. Breton aber, Tanseys Verlierer, ist im Mittelpunkt des

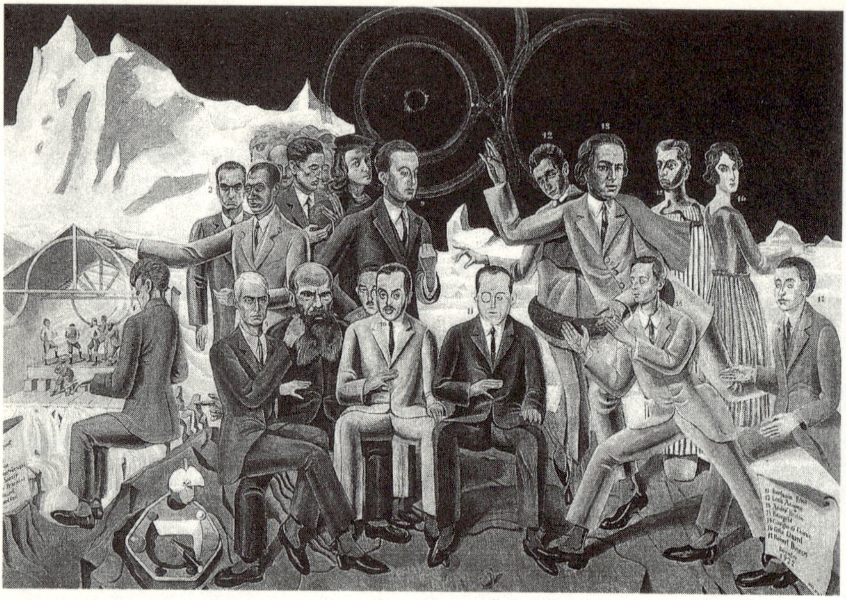

2 *Max Ernst, Rendezvous der Freunde, 1922, Köln, Museum Ludwig*

Geschehens niedergekommen, mit Segensgruß und rotem Schal. Und hat außerdem den größten Kopf.

Soll man nun die animierte Aufbruchstimmung der vielfarbigen Einzelgänger, diese von Max Ernst imaginierte Versammlung hochexplosiven Materials in Menschengestalt, vergleichen mit dem trotz der Kriegsmetapher müden Scherz eines Malers, der ohne seine im historischen Gewand auftretenden, komisch melancholischen Anekdoten zur Kunst- und Kunstgeschichte wohl kaum als Künstler aufgefallen wäre, jetzt aber mit eben diesem ‹Triumph der New York School› im Whitney Museum in New York einen Platz hat? Daß es sich bei der Postmoderne im günstigsten Fall um ein Auftreten der bekannten *tristitia post* handelt, im ungünstigeren Fall um den von Habermas konstatierten «neuen Konservativismus», wird einem nie deutlicher als beim Anblick der Bilder von Mark Tansey.

Kublers Bergwerk mit seinen wirklichen und vermeintlichen, den abgebauten und noch zu entdeckenden Schätzen, den ausgewaideten und den neu angelegten Stollen, das ist der Ort, an dem wir, die wir über die Kunst unserer Zeit diskutieren, uns befinden, so oder so. Und die Bilder von Max Ernst und von Mark Tansey könnte man, cum grano salis und ohne sie durch Überbelastung zu mißbrauchen, als Markierungen des Zeitabschnitts nehmen, der hier zur Debatte steht, inklusive der Frage, wo denn die neuen Ufer zu sehen sind und wie sie benannt werden könnten. Daß es, nach vielen negativen Diagnosen und pessimistischen Prognosen, nun an der Zeit sei, «einen positiven Impuls zu geben», sagt Heinrich Klotz und hat in seinem Buch ‹Kunst im 20. Jahrhundert› eine «Zweite Moderne» ausgerufen, in der er eine originale, virulente Kraft wahrnimmt oder wahrnehmen möchte, die sich ebensosehr von der morosen Zitatehuberei der Postmoderne absetzt wie auch von dem Vergleich mit den heute noch immer kräftige Schatten werfenden Gründervätern der Moderne befreit. Wobei sich als erstes wohl die Frage stellt, ob es sich bei dem Neuen, nach dem so eifrig Ausschau gehalten wird, um einen Transfer von bekannten Werten oder um eine neue Vision handelt, um eine Vermehrung des Vorhandenen oder eine Erweiterung der Erfahrungen. Um eine neue Ästhetik oder ein neues Etikett.

Die erste Liebe, die zweite Wahl, die dritten Zähne. Numerierungen haben naturgemäß immer etwas Mißliches an sich, denn natürlich kommt es nicht auf die erste Liebe an, sondern auf die Liebe. Oder die Kunst. Oder die Moderne. Daß der numerisch fortgesetzte Modernebegriff also eher ernüchternd als aufregend klingt, spricht nicht gegen die Absicht, etwas Neues auch als solches kenntlich zu machen, und zwar in seinem Gesamtkonzept und nicht in seinen einzelnen stilistischen oder materiellen Erscheinungsformen. Es spricht auch nicht gegen die Kunst, die hier für den Begriff steht und von Heinrich Klotz beim Namen, mit Namen von Künstlern genannt wird. Aber das Bedürfnis nach einem neuen Namen und die Not, ihn zu finden, sagt etwas über die seit dem Beginn der Moderne komplizierte Relation von Kunst und Zeitgeist, Kunst und Kommentar, über die oft fragwürdigen Wechselwirkungen und das sich akzelerierende Tempo des Verschleißes der Begriffe und Phänomene. Und in diesem Verschleißprozeß stecken wir alle drin, tragen kräftig dazu bei, besten Wissens und Gewissens natürlich.

Es hat wohl damit begonnen, daß die Kunst, die mit der Auflösung der Kunstkammern im 18. Jahrhundert und ihrer Ausgliederung aus dem Kostbarkeitskontext und Nützlichkeitszusammenhang mit der Natur und der Technik in die, wie Horst Bredekamp es formulierte, «Freiheit der Zwecklosigkeit» entlassen wurde, sich einerseits sehr direkt in die Welt und auf den Markt stellte, andererseits einen

Geniestatus reklamierte, mit dem sie sich vom Handwerk absetzte. Mit dieser Freiheit der Kunst beginnt, wenn man so will, die Moderne im Zeitalter der Aufklärung. Und mit dem Affront der Aufkündigung alter Kunst-Gewohnheiten und Seh-Erwartungen beginnt das, was wir die Moderne nennen, im frühen 20. Jahrhundert. Die Forschungen von Sigmund Freud und Wilhelm Conrad Röntgen (beide stammen übrigens aus dem Jahr 1895) und vor allem, zwanzig Jahre später, die Theorien von Albert Einstein, widerspiegeln sich in der Findung des Kubismus, der grundsätzlichsten Neuorientierung der Kunst seit der Renaissance, und der im Kubismus gezeugten Collage, mit der nicht nur eine Weltsicht zersplittert, sondern auch ein Übersetzungsanspruch der Kunst und eine Tradition ihrer Materialien aufgegeben war. Die Collage, die, Gegenteil von einem Puzzle, die Welt nicht wieder zusammensetzt, sondern ihre polyvalenten Einzelteile, ihre Scherben und Reste aller Arten zu einem Ganzen am Rande des Zufalls versammelt, ist, als Idee und als Erscheinungsform, das Signum der Moderne. Und an diesem Umbruch und Aufbruch mißt sich, nolens volens, eine durch den selbstoktroyierten Anspruch auf Fortschritt und das nicht immer segensreiche Wort von der Avantgarde (ein Terminus aus der Sprache der Militärs) eine unter Erwartungsdruck stehende Kunst.

«Noch vor einem weiteren Irrtum», schreibt Charles Baudelaire, der wohl leidenschaftlichste Dokumentarist der Vorgeschichte der Moderne in seiner Kritik der Weltausstellung von 1855, «der heute sehr im Schwange ist, möchte ich mich wie vor der Hölle hüten. Ich meine die Idee des Fortschritts [...]. Diese groteske Idee, die auf dem fauligen Grund des modernen Denkens erblüht ist, hat jeden seiner Pflicht entbunden, jede Seele ihrer Verantwortung enthoben [...]. Überträgt man die Idee des Fortschritts in den Bereich der schöpferischen Einbildungskraft, so wächst ihre Absurdität ins Riesenhafte.» Die Absurdität ist, wie wir alle wissen, ins Mega-Riesenhafte gewachsen. Im Feuerwerk der Stile und Trends entstanden, gerade auch in den letzten dreißig Jahren, immer neue Etiketten für immer neue Versuche, das marktgerechte Copyright für die Neuigkeit der Saison anzumelden, wurde aus dem Avantgardebegriff das, was Harold Rosenberg mit melancholischem Sarkasmus die «Tradition des Neuen» nannte. Daß diese «Tradition» zur Zeit der Geburt der Kunstmärkte und des Einzugs der Werke lebender Künstler in die alten Auktionshäuser zum ökonomischen Gebot wurde, ergab sich dann fast zwangsläufig. In dem Moment aber, als die Kunst zur Handelsware wurde nicht nur zwischen dem Produzenten und dem Interessenten, sondern sich eine neue und große Welt der Spekulation und des Zwischenhandels auftat, in der auch die neuen *condottieri* der Kunst, die Ausstellungsmacher, mit guten Dividenden beteiligt waren, da wurde, nicht die Regel, aber auch nicht die Ausnahme, der Künstler auch zum Fabikanten von Saisonware. Und zum Mitläufer eines Systems, das noch den Affront im Beifall erstickte.

«Wohlwollende Kritiker», so schrieb Rosenberg schon in den siebziger Jahren, «suchen wie Sport-Manager in den Ateliers nach neuen Talenten, stets bereit, die Kunst der Zukunft zu proklamieren und die ersten zu sein, die den Ruf des neuen Genies begründen. Und die Kunsthistoriker stehen mit Photoapparat und Notizbuch bereit und sorgen dafür, daß jedes neue Detail auch wirklich für alle Zukunft festgehalten wird.» Und bereits zum Dokument, zur potentiellen Geschichte stilisiert. «Dieses Umschlagen der heutigen Aktualität in die von gestern», so bringt Jürgen Habermas diesen Vorgang in seinem Traktat ‹Die Moderne – ein unvollendetes Projekt› 1980 auf den Punkt, «ist verzehrend und produktiv zugleich [...]. Aber die Orientierung nach vorne, die Antizipation einer unbestimmten, kontingenten Zukunft, der Kult des Neuen bedeuten in Wahrheit die Verherrlichung der Aktualität, die immer von neuem subjektiv gesetzte Vergangenheiten gebiert.»

Die Suche nach der Zukunft findet aber auch nach rückwärts statt, und da hat man es natürlich leichter, weil inzwischen die Ergebnisse bekannt sind, der durch die Turbulenzen der Realität und Debatten aufgewirbelte Staub sich gesetzt hat und die wirklichen Erhebungen in der Landschaft zu erkennen sind. Trotzdem aber mag der dem Fortschritt Verschriebene nicht auf seine ganz besonderen Kriterien der Evaluierung verzichten. Und dann kommt dabei heraus, daß Max Beckmann «als Maler in der Kunstgeschichte der Moderne eine verspätete Erscheinung war, der zur Theorie-Explikation der Avantgarde kaum etwas beigetragen hat». Das stellt Heinrich Klotz in seiner Untersuchung des Wegs der Moderne in der Kunst im 20. Jahrhundert fest. Gewiß, Beckmann, der auch von Heinrich Klotz als singulärer Maler geschätzte große Einzelgänger, ließ sich im Jahr 1912, zur Zeit also, als Kandinsky seine erste Wegstrecke der Abstraktion schon hinter sich hatte, mit Franz Marc im ‹Pan› in eine Kontroverse ein, in der er eine wild konservative Rolle spielte und als das einzig Neue, was es in der Kunst gebe, die «neue Persönlichkeit» anerkannte. Trotzdem darf man feststellen, was jeder weiß, nämlich daß Max Beckmann der neben Matisse und Picasso große Maler dieses Jahrhunderts ist. Womit kein neuer Wettbewerb eingeläutet, sondern nur der Tatsache Rechnung getragen werden soll, daß die Kunst keine Einbahnstraße in Richtung Zukunft ist und die Realität des Kunstwerks immer in der Lage ist, den Anspruch des Begriffs «Avantgarde» aus den Angeln zu heben, null und nichtig zu machen. Max Beckmann paßt in eine Olympiade der Kunst ebensowenig wie Henri Matisse, von dem ja der freundlich hinterhältige Satz stammt, daß seine Kunst wirken solle wie ein Lehnstuhl – ein Lehnstuhl, nicht ein Lehrstuhl.

Zu welcher pompösen Wichtigtuerei aber die zum Opportunismus verkommene Idee der Avantgarde führen kann, darf man an dem Credo eines Künstlers unserer Tage ablesen. Markus Lüpertz über sich selber: «Ich bin Berufskünstler. Ich lebe davon, daß man im Gespräch ist. Wenn man nicht im Gespräch ist in der eigenen Zeit, existiert man nicht. Infolgedessen sind wir ständig gehalten, Dinge zu tun, die auf uns aufmerksam machen. In unserem Habitus, in unserem Auftreten, in unseren Reden, wie wir uns darstellen, eben auch mit unseren Bildern. Das ist der Tribut an die Zeit.» Bekenntnisse eines großen Schlaumeiers oder eines kleinen Kotzbrockens? Oder, denkt man an die mit Schmackes vorgetragene Malerei von Lüpertz, die bei Heinrich Klotz zwischen Moderne und Postmoderne untergebracht ist, vielleicht eines von vielen Beispielen für die Aktualität genannte Subkategorie der Moderne. Aktualität könnte man auch den Pausenfüller zwischen den Ereignissen nennen.

Die Moderne, und die Kunst ist ja nur ein Teil dieses Begriffs, der die ganze Neuzeit meint, ein unvollendetes Projekt, im Sinne von Habermas vor allem deswegen, weil sie in der Theorie von den Neokonservativen usurpiert wurde, in der künstlerischen Praxis durch die Einebnung der «Fallhöhe zwischen Kunst und Leben, Fiktion und Praxis, Schein und Wirklichkeit [...], Artefakt und Gebrauchsgegenstand» gelegentlich zu einem «Nonsens-Experiment» verkommen ist. Daß diese kopernikanische Wende nicht zu wiederholen, zu verdoppeln oder fortzusetzen ist, zeigt nicht zuletzt ein Blick auf die Programme, Pamphlete und Manifeste, mit denen die Künstler ihren Anspruch, ihre Attacke, ihren Aufschrei dokumentierten, in die Umlaufbahn der Welt brachten. Zu keiner Zeit hat es so viele programmatische Künstler-Texte gegeben (und ich meine, im Unterschied zu den oft kumpelhaften oder aufgeblasenen Einlassungen, die wir heute in vielen Katalogen lesen, wirklich: programmatisch) wie zu Beginn dieses Jahrhunderts. Vom Symbolismus über den Expressionismus, Dada, den Surrealismus, Futurismus, die Scuola Metafisica und den Konstruktivismus füllt sich ein dicker Band mit Forderungen, Bekenntnissen, Träumen. Und unter dem Titel ‹Stationen der Moderne› gab es 1989 eine große Ausstellung in Berlin, die versuchte, dieses Panorama der Explosionen in ihren entscheidenden Ereignissen und Gruppierungen sichtbar zu machen.

Solche Programme und Debatten gibt es heute nicht, kann es auch deshalb nicht geben, weil, wie György Ligeti einmal in einem Interview sagte, die Postmoderne ein ebenso großer Kitsch ist wie die Propagierung einer Avantgarde heute eine Lüge, weil aus dem 19. Jahrhundert stammend. Natürlich kann man über die Krise der Kunst debattieren. Der eine rät dann «Zurück zum Handwerk», und das ist ein Vorschlag, den sich manche deutsche Kunstakademie ins Stammbuch schreiben könnte. Der andere behauptet, ein schöner Zynismus, Kunst heute sei eine Frage des Kontextes, also von Kostüm und Kulisse. So kann man auch überleben. Aber das kann sie ja wohl kaum sein, die «Zweite Moderne». Angesichts einer grundsätzlicheren Standortbestimmung geht es ja nicht um alte Fertigkeiten und neue Tricks. Denn in Wahrheit sind wir doch, Moderne oder nicht, in einem neuen Zeitalter, dem, nun ja, Medienzeitalter. Und Karlsruhe ist, wie wir wissen, der Gral der Kunst dieses Medienzeitalters.

Wir sind, um es in der hiesigen Alltagssprache zu sagen, aus der Steinzeit der Hardware in die Umlaufbahn der Software katapultiert worden, im Alltag und in der Kunst. Und das heißt nicht, daß jeder Stapel von alten Monitoren aus den Lagerhallen von Nam June Paik auch gleich ein Kunstwerk ist, andererseits Jasper Johns das Malen aufgeben sollte. Es kann ja, und da unterscheidet sich die Freiheit der Kunst vom Zugzwang des Alltags, nicht um Alternativen gehen, sondern, angesichts einer fundamental veränderten Wahrnehmung, um zusätzliche, neue Artikulationsmöglichkeiten auf der einen, neue Rezeptionserfahrungen auf der anderen Seite. Zwei dieser im Zusammenhang der neuen Medien vielleicht entscheidenden Veränderungen sollen hier kurz genannt werden.

Vom früher festen und heute bewegten Bild wird viel gesprochen, zu Recht. Mir aber scheint das, was sich im Untergrund des Bildes verändert hat, ebenso gravierend zu sein: daß nämlich der Monitor das Licht nicht reflektiert, wie die Farbe auf der Leinwand es tut, sondern von Anfang an gleich produziert, ist vielleicht eine der gravierendsten Veränderungen der visuellen Ästhetik. Eine andere Folge der Software und der veränderten Wahrnehmung, sei hier auch kurz erwähnt: Noch nie sind Künstler so selbstverständlich mit der Immaterialität, der nur zeitweisen Präsenz ihrer Arbeit umgegangen. Der kurze Auftritt, die begrenzte Lebensdauer sind ja oft schon im Konzept des Kunstwerks enthalten. Und Ruhm und Ewigkeit sind nicht mehr notwendig mit der dritten Dimension, der Materialität verbunden. Kunst heute, und das gilt nicht nur für die Medienkunst, aber ganz besonders für sie, kann weltweit und ephemer zugleich sein.

Ein Kunstwerk, ob nun Öl auf Leinwand, Zeichen auf dem Bildschirm oder Spuren in der Landschaft, kann unsere Träume beflügeln und unser Wachsein klären. Die Künstler, die das heute unternehmen, haben allerdings kein gemeinsames Programm, kommen nicht mehr zum Gruppenbild zusammen, auch nicht dem der «Zweiten Moderne». Es sind Einzelgänger, auch wenn sie vernetzt sind, Einzelkämpfer, friedliche meist, und ohne das Oh-Mensch-Pathos des Jahrhundertbeginns. Aber daß ich irgendwo bin, wo André Breton noch nicht sein konnte, und daß es, zurück zu Kublers Bergwerk, ein Stollen ist von einer «völlig neuen Erdbeschaffenheit», das glaube ich, dank der Kunst heute, erfahren zu können. Zum Beispiel wenn vor einer Lichtskulptur von Robert Irwin oder in einer Ausschachtung von Michael Heizer meine Augen anders funktionieren als sonst, wenn ich beim klickenden Spreizen der ‹Pfauenmaschine› von Rebecca Horn und beim sanften Trommeln der ‹Text Tones› von Stephan von Huene etwas höre und sehe, was meine genormte Wahrnehmung ohne diese Kunstwerke nicht erfahren würde. Alles das übrigens, ohne einen speziellen Handschuh oder Helm. Nur mit den fünf normalen, wenn auch durch diese Kunstwerke frisch zur Welt gekommenen Sinnen.

Vielleicht ist es das: die gnadenlose sanfte Aufklärung, die «Zweite Moderne».

Spätzeit der Moderne – Ein Historismus ih

Von Eduard Beaucamp

Es ist sonderbar, wenn ein Kritiker, der eigentlich ge
Ereignisse reagieren soll, in historischen Kategorien denkt und zeit-genössische Phänomene historisch einordnet und relativiert. Aber vielleicht ist solches kritisches Verhalten notwendig in einer Situation, wo Kunsthistoriker oft allzu apologetisch und absolutistisch mit historischen Phasen und Phänomenen der Moderne umgehen.

Ich bin spätestens seit dem Anbruch des letzten Viertels unseres Jahrhunderts gewiß, daß die Moderne in ihre Spätzeit, in einen Historismus ihrer selbst geraten ist. Diese Diagnose ist unbeliebt und wird so gerne verdrängt, weil sie, mehr als bei früheren Epochen, an die Grundfesten unseres Jahrhunderts rührt. Denn das 20. Jahrhundert hat wie kein anderes gegen den Historismus der Vorgänger polemisiert und daraus seine Kraft und Identität bezogen. Es hat die ewige Jugend, den ständigen Neuanfang, den Bruch mit aller Geschichte und die Freiheit davon propagiert. Es leugnete damit stets auch die eigene Geschichtlichkeit. ‹Westkunst›, die große Kölner Ausstellung von 1981, sprach von unverbrauchter und unvollendeter Moderne und wollte sie mit dieser Trotzbehauptung und dem Aufgebot aller Reserven gesundbeten. Doch auch dies zwanzigste Jahrhundert, seine einst so revolutionären Ideen, Programme, Ästhetiken und Werke – man mag sie noch so oft und immer wieder neu beschwören – sind der Abnutzung und Vergänglichkeit ausgesetzt. Erst wenn man diese Geschichtlichkeit anerkennt, läßt sich über Konsequenzen, Umwertungen und Auswege nachdenken.

Ein Historismus der Moderne zeichnet sich seit langem ab. Schon die Kunst der Zeit nach 1945 lebte von vielen *revivals* – der Ideen mehr als der Stile. Diese Feststellung relativiert nicht die Leistungen dieser Kunst. Ihr gelangen neue Radikalisierungen und Sinngebungen, neue Entgrenzungen und Sublimierungen. Bereits in den fünfziger Jahren sprach man vom Anbruch einer zweiten Moderne. Hat man es inzwischen mit einer dritten zu tun? Es gibt dafür Anhaltspunkte. Bei den jungen Objektmachern und Malern erlebten wir den Konstruktivismus, den Dadaismus und Expressionismus in dritter uflage, als Phänomen einer dritten Generation. Selbst die Nachkriegskunst begann sich ihrerseits zu reproduzieren: in einem zweiten Informel, einer zweiten Variante der Pop Art. Man hat es, so ist gleich hinzuzufügen, mit Mischungen und Aktualisierungen zu tun, nicht bloß mit Wiederholungen.

Die modernen «Schulen» stecken heute, so wage ich zu behaupten, in ähnlichen Schwierigkeiten wie die Romantik und der Klassizismus am Ende des 19. Jahrhunderts. Aber um 1890, 1790, 1590, 1490 waren mächtige Gegenbewegungen gegen eine zählebige und ratlose Konvention aufgetreten: gegen die Spätgotik, gegen den Manierismus, gegen ein höfisches Rokoko, gegen Historismus und Akademismus. Es kam zu Ablösungen, aber auch zu Übergängen. Oft ging das Neue aus einem erneuerten Alten hervor. So erlebte die Romantik im Symbolismus gegen Ende des 19. Jahrhunderts noch einmal eine mächtige Renaissance. Aus einem wirklichkeitsfeindlichen, esoterischen Symbolismus wurden zentrale Impulse und Ideen der modernen Abstraktion geboren.

Solche Erneuerungen und Gegenbewegungen sind in unserer Spätmoderne nicht (oder noch nicht) zu erkennen. Die Moderne dreht sich im Kreis, sie genießt in einem selbstgefälligen, vom Kunstmarkt geprägten, vom zeitgeschichtlichen Kontext abgesonderten Kunstbetrieb ihre eigenen Mythen und Revivals. Sie betreibt ihre Dauerhaftigkeit im Wechsel expressiver, konstruktiver oder dadaistischer Stimmungen. Wir sprechen dabei, etwas bequem, vom Pluralismus der Postmoderne.

Doch vom angebrochenen Jahrhundertende, ja Jahrtausendende geht ein mächtiger Erwartungssog aus und die Hoffnung auf Erneuerung. In den letzten Jahrzehnten hat sich ein allgemeiner Umschwung der Stimmung und des Lebensgefühls angebahnt. Stichworte wie «Grenzen des Wachstums», der Zweifel am Fortschritt, die ersten Warnungen vor jedem Expansionsdenken datieren bereits aus den siebziger Jahren. Wir erlebten eine Aufwertung von Geschichte, ein neues Interesse an regionalen Traditionen und Eigenheiten, eine neue Naturbewegung. Im ästhetischen Bereich hat sich die öffentliche Gunst von den Errungenschaften der verschiedenen Revolutionen, von den Resultaten des ästhetischen Fortschritts abgewandt. Man wurde der modernen Architektur überdrüssig und des perfekten Design, die die Schönheit in der Zweckmäßigkeit und in der Anonymität suchen. Inzwischen sind auch die sozialistischen Utopien gesellschaftlich und ökonomisch zusammengebrochen. Der Glaube daran war eine Leitbewegung des gesamten Jahrhunderts, die ihre Suggestion auf viele Künstler auch dann nicht vollständig verlor, als die Utopien zur puren Ideologie und Diktatur pervertiert waren.

Wie hat sich die Kunst in dieser Situation behauptet? Hat sie an der Umwertung aller Werte, die um sich griff, teilgehabt? Es kann kein Zweifel darüber sein, daß die Kunst zunächst einmal Opfer dieser Wandlungen wurde. In den Lagern der sogenannten Avantgarden traten eine große Ernüchterung und ein fast vollständiger Stillstand ein. Eine Krise war unvermeidlich. Sie zeichnete sich schon lange ab. Die Ästhetik der Moderne war dermaßen mit der Fortschrittsideologie, dem Überwindungspathos und dem Neuerungszwang des Jahrhunderts verbündet, daß sie sich plötzlich in Frage gestellt sehen mußte. Tatsächlich waren die verschiedenen Programme und Tendenzen der Moderne zu einem natürlichen Abschluß gekommen. Eine Epoche war zu Ende gegangen. In der Nachkriegszeit waren die zentralen Antriebskräfte und Leitbilder der Moderne bis zu letzten Konsequenzen, zu unüberbietbaren Höhepunkten und extremen Expansionen getrieben worden. Dabei war der Versuch der Kunst, eine eigene Tradition gegen die geschichtlichen Traditionen zu begründen, in der dritten Generation gescheitert. Es war statt dessen zu den erwähnten *revivals,* zu einem geheimen Historismus der Moderne gekommen, wenn man die verschiedenen Gruppierungen des Neodadaismus, Neosurrealismus, Neokonstruktivismus und Neoexpressionismus, auch an Wiedergeburten eines spezifisch modernen Realismus denkt. Selbst der Rhythmus der Abfolge schien sich zu wiederholen.

Die Kunst hatte zu Anfang und in den produktivsten Phasen des Jahrhunderts großen Anteil an den zivilisatorischen Vorstößen, den Veränderungen und Revolutionen, mithin an der allgemeinen Dynamik des modernen Geschichtsprozesses. Sie mußte sich dabei zum Teil übernehmen, kam an manche Grenzen, die sie freilich durch kühne Abstraktionen, symbolische Setzungen und Vollzüge, durch behauptete Parallelen und Identitäten immerfort erweitern und hinausschieben konnte.

Es gibt eine ganze Fülle von romantischen Fortschrittsschemata und Zielvorstellungen, nach denen das Denken und das Arbeiten einzelner Künstler wie ganzer Kunsttendenzen ausgerichtet waren.

Sehnsüchtig erwartete und angestrebte Endziele haben über drei Generationen hinweg die Avantgarden in Bewegung gehalten. Es sind absolute Ziele wie etwa die Reinheit von Form oder Farbe (über die ein «reines» Bewußtsein wiederhergestellt werden sollte), die reine Rationalität, die reine Ursprünglichkeit oder Einfachheit, die vollkommene Identität von Idee und Erscheinung. Avantgardistische Zielvorstellungen waren ferner das Prinzip vollkommener Autonomie und Freiheit, die Wiedergewinnung ästhetischer und darüber zugleich anthropologischer Reinheit, Einfachheit und Ursprünglichkeit. Wieder andere Ziele waren die Überwindung einer als unrein empfundenen Wirklichkeit und Geschichte, die Auflösung geschichtlicher Widersprüche. Dem ersehnten Ende der Kunst strebten die spätesten Metamorphosen der sogenannten konkreten Kunst zu, besonders die seriellen Strömungen und die Tendenzen zur Monochromie als einem idealen Endzustand der Malerei. Endpunkte waren ferner erreicht mit einer im Environment wiederhergestellten Einheit des Raumes, mit einer in der Kinetik oder im Film wiederhergestellten Einheit der Zeit, mit einer im Happening wiedereroberten Einheit des Lebens, mit der Aufhebung und Ersetzung des Kunstwerks durch die Realität und die banalen Dinge des täglichen Lebens, dann mit der Concept Art, mit ihrer Entmaterialisierung der Kunst und der Freisetzung einer absoluten, mithin beliebigen Phantasie, der sich die Welt nur noch als Wunsch und Wille darstellte. Dem Aufgehen in der Alltäglichkeit näherte sich auch das radikale Pop-Konzept Andy Warhols, der am Ende alle Vorlagen-Banalitäten und Bildwünsche serigraphisch bearbeitete und in Kunst verwandelte. Und die Anthropologie unseres Joseph Beuys – er wollte alle Menschen zu Künstlern machen – braucht die Kunst nur noch als Vehikel für gesellschaftliche, weltanschauliche, ökologische Botschaften, die die Herstellung einer erlösten, romantischen Zukunft zum Ziel haben.

Das System der Avantgarden, von dem hier die Rede ist, bildet ein äußerst kontroverses Gefüge, das sich aber trotz seiner Vielstimmigkeit und Widersprüchlichkeit im Rückblick in einen mittlerweile geschlossenen romantischen Geschichtsprozeß, wenn ich das einmal so nennen darf, einordnet. Die einzelnen Gruppierungen und Teilbewegungen überspannen bald ein Jahrhundert, sie bilden in sich folgerichtige, logische, sinnvolle Gedankengänge, Experimentierreihen und Zusammenhänge. Deutlich wird immer wieder der Versuch, die

Welt durch einzelne Prinzipien und Symbole deutbar, darstellbar und veränderbar zu machen. Es war und ist die große Leistung der modernen Kunst, solche Ideen in eine neue ästhetische Sprache und Praxis, ja in Kunstsysteme, die mitunter mit wissenschaftlichen Systemen zu vergleichen sind, umgesetzt zu haben.

Trotz des inzwischen gewonnenen Abstands sind eine Interpretation und Bewertung dieses geschlossenen Geschichtskomplexes und damit eine Diagnose der Folgen überaus schwierig. Hinter den verschiedenen Kunstsystemen verbirgt sich letzten Endes ein säkularisiertes Läuterungs- und Erlösungsbedürfnis, steckt die Sehnsucht nach metaphysischen Versöhnungen und nach einer konfliktlosen, purifizierten, von allen irdischen Fesseln befreiten Zukunft.

Die letzten Jahrzehnte standen im Zeichen des Zerfalls der avantgardistischen Formationen. Schon in den sechziger Jahren hatte sich ein Teil der Avantgarde selbst freiwillig zur Nachhut versetzen lassen. Die Pop-Generation, vor allem die englische, hatte sich von den theoretischen Nötigungen, von den Zwängen und Verabsolutierungen der Programme und vor allem von jedem Fortschrittsdenken befreit. Eine internationale Generation von Verwertern buntester Herkunft und Produktivität beherrscht seither die Szene. Sie hob den Bann von lange verpönten Dingen: Sie zog die ironische Ambivalenz der avantgardistischen Eindeutigkeit und Entschlossenheit vor, sie inszenierte ihre private Biographie, sie erzählte wieder Geschichten, sie agitierte handfest und vordergründig, sie inthronisierte wieder die alte Nachahmungsästhetik und beutete die Geschichte aus. Auf dem politischen Flügel gab es damals in den siebziger Jahren sogar Künstler, die der modernen Kunst, ihrer angeblichen Schein-Emanzipation, ihrer angeblich sinnlosen und wirkungslosen Freiheit, ihrem angeblich käuflichen Nihilismus offen den Kampf erklärten.

Seit den sechziger Jahren sind eine Fülle von Gegenentwürfen zu registrieren, darunter die bereits aufgezählten vielfältigen, oft ironisch gebrochenen Revivals. Stilistisch gesehen handelt es sich dabei meist um sozusagen unreine Legierungen, Mischungen traditionalistischer, zum Teil sogar betont akademischer mit modernen Bildformen, die, da sie inhaltslos geworden waren, jetzt mit konkreten Inhalten, Themen und Botschaften aufgeladen wurden. Es entstanden neue Bildaggregate, die Anleihen, Anschluß und Stützung suchten bei modernen Bildmedien wie Photo, Film oder Fernsehen und schließlich sich sogar wieder des Bildvorrats der Kunstgeschichte bedienten. Das Ergebnis war vielfach eine Multimedia- und Apparate-Ästhetik und eine Fertigteil-Ikonographie.

Dabei war es aber ein Fortschritt, daß sich die Kunst aus den Engpässen, Leerläufen, Wiederholungen und aus dem Formalismus avantgardistischer Doktrinen befreien konnte. Der Wildwuchs der Mischformen, der Pluralismus der Möglichkeiten waren Antworten auf den absoluten Anspruch und den Purismus der vorangegangenen Orthodoxie. Wir haben es heute mit einer schwer durchdringlichen, qualitativ unterschiedlichen und vielfach schwer zu bewertenden Vielfalt zu tun, die zweifellos arm ist an dynamischen Bewegungen, an Höhepunkten und Spitzenleistungen. Es gehört zur Dialektik der Entwicklung, daß diese nach-avantgardistische Kunst keine Schulen, keine Trends, keine weiterreichenden Ideen und Ziele produziert, daß sie anscheinend stagniert, eher mittelmäßig, perspektivelos und kaum überschaubar ist.

Die krassesten Beispiele sind heute Zyniker und Spieler von der Art eines Julian Schnabel oder Jeff Koons, die den Spieß gleichsam umgedreht haben, die sich nicht mehr selber mit einem eigenständigen Werk vorstellen, sondern ihr Werk so anlegen, daß sie damit ihr Publikum vorführen. Hingewiesen sei in diesem Zusammenhang auch auf den späten Warhol, der alles und jeden – vom Auto bis zum Unternehmer – als Motiv aufgriff, nach Bestellung serigraphierte und unsterblich machte, auf Roy Lichtenstein, der reproduktiv das Bildinventar unseres Jahrhunderts durchrastert, auf Frank Stella, der vom Puristen zum barocken Designer mutierte, auf Gerhard Richter, der seine Strategie kunstvoll dem Erwartungsspektrum und dem schnellen Klima- und Stimmungswechsel des Kunstbetriebs angepaßt hat und dennoch große Malerei zu inszenieren weiß. All das möchte ich nicht nur ironisch abtun. Wenn man genauer hinschaut, steckt die seriöse zeitgenössische Kunst voll Unentschlossenheiten und Zweideutigkeiten, zweifellos auch voller Oberflächlichkeiten. In diesem Eklektizismus und Historismus, der sich zum Teil nur auf die klassische, heute historische Moderne, zum Teil auf die ganze Kunstgeschichte bezieht und in allen Lagern und Schulen um sich greift, zeichnet sich ein authentisches Endzeit-Bewußtsein ab. Bereits Picasso hatte in seinem Werk fast sämtliche modernen und historischen Stilmodalitäten gespeichert und sie besonders in seinen späten Zyklen samt der zugehörigen Ikonographien und der alten Erzählformen in Szene gesetzt. In den Zitaten und Paraphrasen von Lichtenstein und Warhol stecken ähnliche enzyklopädische Ansätze. Es ist so, als ob sich die Künstler, vielleicht voller Zweifel, ob die zukünftige Zivilisation noch Platz und Sinn für eine individualistische Kunst hat, noch einmal des gesamten Inventars vergewissern wollten. Auch ein Horst Janssen pflegte jahrzehntelang in der zeichnerischen Form des Pasticcios den Dialog mit den alten Meistern und vergegenwärtigte sie emphatisch. Auf noch subtilere Erinnerungsspiele mit Romantik, Dadaismus und Surrealismus stößt man im Werk des früh verstorbenen Schweizers André Thomkins. Der Leipziger Maler Werner Tübke beherrscht, reaktiviert und glaubt vor allem an die Ikonographien und Stile von der Renaissance bis zum Barock und Rokoko. Nach eigenem Bekenntnis hat er kein Gefühl für zeitliche Distanzen; er versetzt sich nicht nur von der Gegenwart in die Vergangenheit, sondern auch von der Vergangenheit in die Gegenwart. Auf diese Weise kann in seinem ‹Bauernkriegs-Panorama› die zerrissene und fundamentalistische Zeit der Glaubenskriege zum Spiegel und Gleichnis einer ebenso fundamentalistischen, von Ideologien zerrissenen Moderne werden.

Der Glaube ans Neue und Weltentwerfende, an die spontane und ungebrochene Kreativität ist heute auf weiten Strecken außer Kraft gesetzt. Wir treffen auf den gleichen reflektierten Umgang mit Vorlagen, auf die gleiche Orientierungskrise und Labilität bei Malern, die scheinbar avantgardistische Traditionen fortführen. Ich nenne noch einmal als Beispiel Gerhard Richter, dessen wechselhaftes Werk lange fälschlicherweise für verschiedene avantgardistische Richtungen in Anspruch genommen wurde. Der Wechsel der Stile – von der informellen Abstraktion zum malerischen Foto-Realismus und umgekehrt – hat bei Richter mit der Widersprüchlichkeit und dem totalen Relativismus der Wirklichkeits- wie der Anschauungsbilder zu tun. Dieser Künstler möchte nichts behaupten, festlegen und deuten, sondern nur Möglichkeiten, ihre prinzipielle Austauschbarkeit und Beliebigkeit und hinter alledem eine allgemeine Unsicherheit zeigen.

Die Überlegungen, die ich hier vortrage, sind gewiß anfechtbar und vielfach hypothetisch. Man hat vor allem bestritten, daß die Avantgarden in diesem Jahrhundert Systeme, von denen hier die Rede war, bilden. Hinweisen läßt sich auf die vielen Künstler, darunter von Paul Klee bis Pablo Picasso die besten, die sich mit ihrem Ingenium, ihrer Biographie und Subjektivität jeder Unterordnung unter ein theoretisches System widersetzten. Man könnte in der Tat die Künstler dieses Jahrhunderts, wenn man den komplizierten Stammbaum der Stile und Schulen einmal beiseite läßt, in zwei Lager teilen: in Finalisten und Absolutisten auf der einen, in Symbolisten, Metamorphotiker und Universalisten auf der anderen Seite. Die erste Gruppe, gleichsam Jünger des Philosophen Hegel, folgte, wie wir schon sahen, Ideen und Prinzipien und trieb ihre Entwicklung auf absolute Spitzen, auf die Höhepunkte der Wirklichkeitsüberwindung und Selbstvollendung. Die Gegenfraktion folgte eher dem frühromantischen Modell einer «progressiven Universalpoesie», das Friedrich Schlegel vorgeschlagen hatte. Das Werk dieser zweiten Künstlergruppe vermittelt und durchdringt sich, wie es Schlegel vorausgesagt hatte, fortschreitend mit wechselnden Wirklichkeiten, Materialien, Methoden und Traditionen. Im Hinblick auf diese zweite Gruppe wäre es berechtigt, von einer unvollendeten, ja von einer nicht-vollendbaren Moderne zu sprechen. Hier kann von Endpunkten, Sackgassen, Selbstaufhebungen wie bei der ersten hegelianischen Gruppe nur bedingt die Rede sein.

Jetzt möchte ich die Perspektive von einer Innenansicht der modernen Kunstsysteme zu einer Außenansicht der gesellschaftlichen Verfassung, des gesellschaftlichen Umfeldes der Kunst wechseln. Die Frage stellt sich nach den Umständen und Motoren eines allgegenwärtigen und allmächtigen Kunstbetriebs. Sind die Künstler selber noch die zentralen Akteure oder geschieht etwas mit ihnen? Ist die Kunst noch Herr ihrer selbst und in ihre eigene Geschichte eingebettet? Ist sie noch stark genug, eigenen Impulsen, Prinzipien und Gesetzen der Ästhetik konsequent zu folgen? Solche Fragen hätten sich vor einer Generation in dieser Form noch nicht gestellt. Auf die Frage, wie Kunst funktioniert, hätte man damals noch fast ohne Zögern geantwortet: daß die Künstler als Akteure und Provokateure im Mittelpunkt des Kunstgeschehens stehen und daß um sie und ihr Werk die Händler, Sammler, Kritiker wie die Planeten im Sonnensystem kreisen. Der Künstler machte die Kunst. Wem solche Setzungen und die Erwartung einer gleichsam naturwüchsigen Kunst überholt und romantisch erschienen, sah die Künstler doch als Initiatoren oder Vollstrecker ästhetischer Ideen und Prozesse. Erst heute wird uns klar, welche geschichtliche Geborgenheit und Sicherheit auch eine die Künstler angeblich so radikal aussetzende Moderne bot. Gewiß waren die Künstler der ersten Generation der Moderne wirkliche Bahnbrecher, Demonteure geschichtlicher Zusammenhänge. Aber selbst sie waren geborgen in Vorstellungssystemen und Kontexten, die die Geistesgeschichte und vor allem die erwähnten philosophischen Ideensysteme vorgezeichnet hatten. Die nächsten Generationen der Avantgarde hatten es schon viel leichter. Sie folgten gebahnten Wegen. Sie differenzierten, detaillierten, radikalisierten, totalisierten die Ideen, die bildnerischen Methoden und Praktiken und die formalen Erfindungen der ersten Generation. Schwierig und prekär ist die Situation erst heute, wo sich die hilfreichen Philosopheme, die Mythen, die Ideologien und geistesgeschichtlichen Zusammenhänge aufgelöst haben.

Das Schlagwort von der Autonomie und Freiheit der Kunst wird so oft bemüht wie das Amen in der Kirche. Aber sind die Künstler wirklich noch so unabhängig, um ein charaktervolles, eigenwilliges, selbstbestimmtes Lebenswerk aufzubauen und durchzuhalten, oder gehen die schnell wechselnden öffentlichen Stimmungen, die Innovations- und Unterhaltungsbedürfnisse einer launischen Mediengesellschaft und die rasenden Innovationen der elektronischen Bilderindustrie darüber hinweg und zwingen heute auch die letzten Nonkonformisten, die Künstler, zu Anpassungen und wechselnden Angeboten? Kann es, so ist weiterzufragen, in einem Klima des *anything goes* und der allgemeinen Relativität noch neue, dezidierte ästhetische Positionen geben?

Es scheint in diesen Jahren so, als habe sich die Kunst aus den öffentlichen Problemfeldern und davon, was die Welt politisch, sozial oder ökologisch bewegt, verabschiedet. Sie hat sich weitgehend auf ihr eigenes Spielfeld zurückgezogen. Aber trotz dieser inhaltlichen Indifferenz spiegelt die Gegenwartskunst, gerade die sogenannte Postmoderne, deutlich unsere gesellschaftliche Verfassung. Denn die Postmoderne hat uns endlich auch im ästhetischen Bereich jenen Pluralismus beschert, dessen Respektierung eines der ersten und obersten gesellschaftlichen Gebote ist. Zu Recht darf man damit auch wieder von «Zeitgeist»-Kunst sprechen – ‹Zeitgeist› war der trotzige Titel einer großen Berliner Ausstellung der achtziger Jahre. Gerade dieser Begriff war einmal einer engagierten, auf den Epochen-Bruch zielenden Avantgarde ein Greuel. Die Relativität, aber auch die pure Quantität, die uns diese Zeitgeist-Kunstproduktion beschert, bleiben freilich ästhetisch zu verkraften. Sie konfrontierten mit heiklen Fragen der Bewertung und Auswahl.

Ich frage weiter: Wer bestimmt den heute stets kurzfristigen Haupttrend oder die Haupttrends in einer prinzipiellen Vielfalt und Fülle pluralistischer Trends? Wer erfindet oder ernennt und lanciert die Leitfiguren und Stars?

Wer gibt den Ton an bei der Artikulierung des jeweiligen Zeitgeistes und damit auch bei der Erzeugung und Verbreitung von ästhetischen Stimmungen? Wer initiiert zum Beispiel Rhythmen, wie wir sie in den achtziger Jahren erlebt haben? Da schlugen das Pendel und die Stimmung von der staffelei- und bildüberwindenden Concept Art und der Live-in-your-head-Mentalität wieder um zu bildbekräftigender, sinnlich-expressiver Malerei und kehrten nach der notorischen Fünfjahres-Episode jeweils versuchsweise wieder zu Neo-Geo, Neo-Pop, Neo-Fluxus, zur Objektkunst, zum Neo-Konzeptualismus und schließlich zu einem Neo-Informel und einem Neo-Neo-Expressionismus zurück. Sind das noch schlüssige historische und stilistische Konfrontationen und Entwicklungen? Vollziehen sich in der Kunst überhaupt noch überzeugende historische Prozesse oder werden sie nur simuliert? Welche Bedürfnisse und Interessen steuern solche Abläufe und Wechsel, die sich offensichtlich im Kreis bewegen und leerlaufen?

Der Schauplatz dieser kuriosen Vorgänge ist nicht bloß der Markt im engeren Sinne. Die Kunst ereignet sich heute in einer größeren Öffentlichkeit, die man landläufig mit «Kunstbetrieb» umschreibt. Er umschließt das inzwischen verselbständigte Ausstellungswesen mit seinen international verbundenen, professionellen Schaustellern, die Welt der Sammler, aber auch die Museen. Auch die Museen sind heute keine letzten Instanzen mehr. Sie haben die kritische Distanz, die traditionelle Rolle des Bewertens, Auswählens und Abwartens aufgegeben und sind zu zentralen Schauplätzen der Kunstzirkulation und des Kunstkonsums geworden.

Diese vielgestaltige, schnell wechselnde Bühne des Kunstbetriebs hat Funktionen der Salons des 19. Jahrhunderts übernommen. Die Welt bedeutet diese besondere Bühne schon längst nicht mehr. Hier ereignet sich keine Kunstgeschichte mehr, fundamentale gesellschaftliche und geschichtliche Vorgänge scheinen sich – man denke etwa an die gewaltigen Umbrüche der letzten Jahre – hier nicht mehr zu spiegeln. Diese Bühne folgt ihrer eigenen Dramaturgie, dem Wechsel von Reizen, Stilen, Innovationen und Gegensätzen – eine unterhaltsame Wellenbewegung, die manchmal dem Modegeschehen sehr nahe kommt, etwa nach dem Schema: Auf längere Röcke folgen kurze Röcke, und danach testet man allmählich wieder die Rückkehr zu längeren Röcken. Alle Beteiligten, die Künstler, die Händler, die Sammler, Museumsleute und Kritiker beteiligen sich einvernehmlich und mehr oder weniger selbstzufrieden an diesem Karussell. Wirklichen Neuerungen, Provokationen und Zumutungen durch Fremdes öffnet sich diese Szene nicht. Das zeigte sich zuletzt deutlich an der Abwehr oder sehr selektiven Zulassung der Ostkunst und der Kulturproduktion aus der Dritten Welt.

Damit ist das Stichwort für einen weiteren Blickwechsel gegeben. Nach 1989, nach dem Zusammenbruch des östlichen Zwangsimperiums und der Wiedervereinigung Europas ist die Welt nicht mehr die alte. Trifft das auch auf die Befindlichkeit der Kunst zu? Ist es so, wie der Maler Emil Schumacher einmal gesprächsweise sagte, daß der Osten, speziell unser deutscher Osten, die Moderne, und zwar die fortgeschrittene, zweite, ja dritte Moderne nachpauken muß? Oder findet nicht auch eine Vereinigung zweier getrennter Traditionsströme und Teilbereiche der Moderne statt, und kann ihre Zusammenführung und Auseinandersetzung die Szene revitalisieren? War die Aggressivität, mit der die westlichen Matadoren auf die östliche Konkurrenz reagierten, moralisch berechtigt oder entsprang sie einer Irritation und der Angst vor der eigenen Relativierung? Ist es wünschenswert, daß die Ost-Künstler sich umstellen und vor allem auch taktisch auf den westlichen Kunstbetrieb einschwenken? Bringen sie nicht wichtige Leistungen und Traditionen, Erinnerungen und Erfahrungen in unsere bisweilen recht einseitige, vorhersehbare, aufgeteilte und verödete Kunstszene ein? Bei der ästhetischen Erörterung zählen nur bildnerische Positionen und Werke, nicht moralische und weltanschauliche Überzeugungen oder biographische Umstände und Verstrickungen. Der Osten, gerade auch die DDR, unterdrückte eine radikale Moderne. Avantgardistische Strömungen im westlichen Verständnis waren relativ selten und wurden behindert. Avantgardismus wurde hier zum Dissidententum und entwickelte einen Widerspruchsgeist, zu der die westliche Kunst längst nicht mehr die Kraft hatte. Besser behaupten und weiterentfalten konnten sich – aber auch sie gegen anfänglich viele Widerstände – expressionistische, realistische und symbolistische Strömungen in der Nachfolge von Max Beckmann, Oskar Kokoschka, Karl Hofer oder Otto Dix. Die ostdeutschen Künstler waren nicht ausschließlich auf ästhetische

Selbstbehauptungen und die Inszenierung eigener Positionen bedacht, wozu die westlichen Wettbewerbsgesellschaften zwingen. Sie reflektierten gesellschaftliche Zusammenhänge, rangen um Sinngebungen und Gegenutopien und thematisierten das Verhältnis des einzelnen zum gesellschaftlichen Umfeld und zu einer alles dirigierenden Macht. Sie stellten Fragen und suchten Antworten, die in westlichen Gesellschaften aber keineswegs überflüssig geworden sind.

Immer noch bedenken wir zu wenig, daß für die unglückliche andere Hälfte Europas das 20. Jahrhundert ein Jahrhundert der Diktaturen war. Es gehört zu den Hypotheken westlicher Arroganz, der Kultur in diesen Diktaturen, wenn sie nicht westlichen Maßstäben und Entwicklungsstandards entspricht, die Anerkennung und Aufmerksamkeit verweigert zu haben. Man glaubte sich im Westen am Ende sogar der Geschichte und der geschichtlichen Bedingtheit von Kunst enthoben. Man sprach bereits ernsthaft vom Anbruch des Post-Histoire.

Über Nacht ist die Geschichte wieder über uns hereingebrochen. In der Kultur dürfte es noch schwieriger sein als im politischen und ökonomischen Leben, dem Partner die eigene Anschauung und Praxis aufzudrängen. Wir müssen uns in Europa, und zuallererst in Deutschland, für eine Weile gegenseitig befragen und erforschen. Heute dürfen wir nicht länger unterschlagen, daß die moderne Kunst auch viele Irrtümer dieses Jahrhunderts befördert und geteilt hat. Das gilt für ihre Absolutierungen und Purifikationen, für das Expansionsdenken und die vielen Totalitätsbedürfnisse, ja für so manche totalitären Bestrebungen. Die vordergründigste Verstrickung stellt die des Futurismus in den Faschismus oder die der russischen Avantgarde in den sozialistischen Totalitarismus dar. Aber auch puristisches ästhetisches Denken ist zweifellos mitschuldig an dem Zustand, in den wir Umwelt und Natur gebracht haben, ist verwickelt in die Funktionalisierung und Instrumentalisierung unseres gesellschaftlichen und individuellen Lebens, in die Monotonisierung und Verrasterung unserer Städte. Es ist beteiligt an der Verdrängung, ja ausdrücklichen Überwindung von Geschichte, einer Geschichte, die uns, ästhetisch wie politisch, in den letzten Jahren wieder eingeholt hat. Wer etwa in der Nachkriegszeit Denkmäler oder historische Stadtviertel schleifte, tat das im Hochgefühl ästhetischer Fortschrittlichkeit und konnte sich auf Zelebritäten von den Futuristen bis zu den Funktionalisten berufen. Eine rationalistische Moderne paktierte gleichermaßen im politisch-repressiven Osten wie im kommerziellen Westen mit Bürokratie und Industrialisierung.

Der westliche Beitrag müßte eine kritische Erforschung der ideologischen Implikationen der Moderne sein. Denn wir haben uns im Westen lange über die Kunstrealitäten hinweggetäuscht und uns für die abgründigen Seiten des Jahrhunderts mit der Fiktion einer intakten Moderne, mit dem Bild von autonomen, nicht verstrickten, unschuldigen, nur der eigenen Freiheit und Selbstverwirklichung und damit dem Fortschritt der Kunst und der Menschheit verpflichteten Künstlern entschädigt. Es gibt diese abgeschiedenen Künstler und Einzelgänger, und eine selbst hochbelastete Öffentlichkeit neigt dazu – das zeigt deutlich die Kunstideologie und Kunstpolitik der westdeutschen Nachkriegszeit –, allein diesen Typus gelten zu lassen.

Heute kann man, so glaube ich, vor allem einiges von der postsowjetischen Kunst und ihren Künstlern, wie sie bei uns nach 1989 bekannt wurden, lernen. Im Gegensatz zu den Westkünsten dieser Jahre, denen man die Wirklichkeitsblässe und die Teilnahmslosigkeit angesichts weltgeschichtlicher Umwälzungen vorwerfen kann, scheinen diese Ostkünste unter Hochdruck zu stehen. Das Pathos, das dabei aufgewirbelt wird, schockiert zuweilen die Ästheten, die die dünne Luft der Kunstmärkte zu atmen gewohnt sind. Interessant und lehrreich ist an dieser Kunst einmal die restlose Entzauberung der klassischen sowjetischen Avantgarde, die in ihrer Verwicklung mit den gesellschaftlichen Projektionen und Verhängnissen gesehen und für das Desaster mitverantwortlich gemacht wird. Solch historische Reserve ist weit entfernt von der Naivität, mit der im Westen die Lehren und Traditionen der frühen Moderne vielfach bis heute nachgebetet und krampfhaft fortgeführt werden, obwohl ihnen längst die geistigen und gesellschaftlichen Kontexte entzogen sind. Auf der anderen Seite wird die historische Avantgarde in Rußland heute respektiert und auch bewundert. Sie wird ebensowenig wie die Kunst der Stalinzeit verleugnet und aus der Geschichte gedrängt. Die Künstler akzeptieren das ambivalente, zum Teil abgründige Erbe und versuchen, über seine Verarbeitung in die Zukunft vorzudringen. Ihre Lehre: Man darf und kann sich nicht aus der eigenen Kunstgeschichte herausstehlen.

Um sich endlich von einem sehr alten Jahrhundert abzunabeln und ein neues zu wagen und zu begründen, müßten alle ideologischen Prämissen und Positionen der modernen Ästhetik, alle Verwicklungen, auch die geschilderten kunstbetrieblich-kommerziellen im Westen, neu überdacht und an grundlegend anderen Realitäten gemessen und korrigiert werden. Wir sind mit unserem Jahrhundert noch keineswegs im reinen, und das gilt beileibe nicht nur für seine ästhetischen Ansichten. Eigentlich müßte die Kunstgeschichte des 20. Jahrhunderts nach den Erfahrungen der letzten Jahre völlig neu geschrieben werden – nicht mehr als Geschichte und Apotheose der Avantgarden, sondern im Lichte ihrer ideologischen und gesellschaftlichen Kontexte, der östlichen wie der westlichen.

Hochfliegen – Tieffallen
Zur Kritik moderner Selbstauslegungen

Von Hans-Joachim Müller

Das Folgende handelt nicht von den neuen Bildmedien, nicht von der möglicherweise neuen Ästhetik der elektronisch generierten Bilder. Das Folgende versucht auch nicht, die künstlerische Tradition gegen eine sich erneuernde Moderne zu rehabilitieren. Ich denke, es könnte nützlich sein, in einem Symposion, das sich der Gegenwartskunst annehmen möchte und den kulturgeschichtlichen Gegenwartsraum als zweite Moderne diskutiert, auch einmal über die Fiktionen nachzudenken, in denen sich diese Moderne selber erklärt, egal welche Ordnungszahl sie nun führt. Es ist der Versuch einer Kritik moderner Selbstauslegungen.

Die einen sind immer am Anfang, die anderen immer am Ende. Das gehört zum rhetorischen *setting* jeder kulturgeschichtlichen Betrachtung. Verlustkläger und Aufbruchspathetiker teilen sich traditionell die diagnostische Arbeit.

Hier, im Vorzimmer oder besser: in den Hinterzimmern der Karlsruher Kunstlabors mit ihren avancierten Instrumenten und Begriffen wird naturgemäß der «neue Aufbruch» akzentuiert, wird nach «neuen Ufern» Ausschau gehalten, werden «neue Kunstgattungen» vorgestellt.

Anderswo grollt der «Bußprediger» von der Kritikerkanzel. Eduard Beaucamp über den Kollaps des zeitgenössischen Kunstbetriebs: «Der Gang der Kunst ist erstarrt, ritualisiert, stellt sich vorzugsweise in der Form von Revivals dar. Die verwaltete, vermarktete und ausgestellte Kunst lebt von immer blasseren Wiederholungen der bewährten Muster.» Und: «Die bildende Kunst ist auf dem Weg, ein Medium der Erprobung und Illustration von nicht primär künstlerischen Ideen, zu einer sekundären, verwertenden Gattung, einem Mitläufergewerbe zu werden.»[1]

Auf der einen Seite der Augenzeuge bei den letzten Zuckungen der «modernen Kunst am Ende ihres Jahrhunderts». Auf der anderen Seite die Frohbotschafter von den hoffnungsvollen Regungen der elektronisch generierten Künste am Anfang eines neuen Jahrhunderts.

Gewiß lassen sich für beide Perspektiven triftige Einzelbeobachtungen anführen, gute Gründe für den Erschlaffungsbefund wie für das Frischeattest. Ich möchte vorschlagen, einmal von der Wahrheitsprüfung solcher Moderneurteile abzusehen und die Abgesänge und Fortschrittsreden als bestimmte Beschreibungsmuster zu verstehen, die sich immer wieder nachweisen lassen, wo wir uns auch modernehistorisch befinden, in der Moderne von damals, in der Moderne von heute, morgen, übermorgen oder in der Moderne dazwischen.

Was immer die Vorposten an der Avantgardefront mit nie erlahmendem Pflichtbewußtsein in die Einsatzzentren vermelden, Hoffnungsvolles oder Katastrophisches, es ist gleichsam rituell der Moderne eingeschrieben. Beide Lageeinschätzungen behaupten den zureichenden Abstand, und beide leisten doch nur, was von ihnen erwartet wird. Meist blind für ihr intimes Angestelltenverhältnis, gehören die Endzeitchronisten wie die Neuzeitchronisten zum treuesten Dienerbestand im Großhaushalt Moderne. Sie dienen demselben Regelwerk.

Moderne ist, was ihre Kritisierbarkeit, ihre auch radikale Infragestellung immer schon mit eingeplant, immer schon vorgedacht hat. Modernekritik kann noch so entschieden, noch so unversöhnlich, noch so endgültig auftreten, sie ist a priori eingeschlossen in die Dynamik jener Selbstaufhebungen, mit denen die Moderne ihr genuines Weiter, diese halt- und endlos scheinende Progression inszeniert. Moderne ist, was darauf abzielt, daß nichts so bleibt, wie es ist. Ihre Achtung ist so gesehen nur ein Beweis ihrer Vitalität, befördert den Prozeß rastloser Selbsttranszendierungen, die die Moderne konstituieren.

Auch die kritische Feststellung, der Moderne sei der Atem ausgegangen, sie rotiere auf der Stelle, muß auf der Linie modernen Selbstverständnisses liegen. Ganz offenbar kennt die Modernekonzeption keine Hebelpunkte außer sich selbst. Ganz offenbar hat sie in ihrer Anlage möglichen Widerspruch schon internalisiert. Reklamiert sie sozusagen das Urheberrecht auf sämtliche Widerspruchstitel. Erst als vollendetes würde das Projekt Moderne zu totalitärem Stillstand erstarren. Deprozessualisiert befände es sich in einem Zustand der Entropie. Moderne ist mithin auch, was darauf bedacht sein muß, ein Ende nicht zuzulassen. Die «Flucht aus der Fortschrittskarawane», die Beaucamp empfiehlt, ist ernst zu nehmen nur als Aufforderung, mit der Erneuerung der Künste gerade nicht auszusetzen, im Gegenteil: immerfort beteiligt zu bleiben an jener eigentümlichen Dialektik von Entwurf und Verschleiß.

So aber hat es der Kritiker doch nicht gemeint. Er meint doch: Schluß, aus, Ende der modernen Vorstellung. Er wähnt sich in einem denkbaren Jenseits der Moderne, von dem aus es möglich sein müsse, sich für oder gegen sie zu entscheiden. «Es mangelt heute», schreibt er, «an der Leidenschaft, wieder über Sinn und Aufrichtigkeit, über verbliebene Möglichkeiten zeitgenössischer und künftiger Kunst, über eine Kunst auch jenseits der ‹Moderne› nachzudenken und zu streiten.»[2] Freilich: Wie kann es angehen, dieses «jenseits der Moderne»? Wo wäre er zu denken, der extraterrestrische Ort, an dem der universale Gestus der Moderne in die Schranken verwiesen werden könnte? An dem die Ablehnung globaler Reichweiten und Zuständigkeiten glaubhaft wäre und sich nicht doch als Tarnform der modernistischen Selbstbeschleunigung verriete?

Man wird einen verläßlichen modernekritischen Standpunkt erst gewinnen, wenn man ihr, der Moderne, nicht mehr den Gefallen tut, so über sie zu reden, wie sie es gern hätte. Wenn man sich von den Suggestionen der modernen Selbsterklärung löst, wenn man vom vorgeschriebenen Weg abweicht, auf dem die Geschichte mal müder, mal kämpferischer entlangeilt. Wenn man einen Blick dafür bekommt, wie die Dinge nicht eigentlich aufeinander, nacheinander folgen, wie sie vielmehr simultan gegeben sind, wie sie sich chaotisch mischen, wie sie sich immer zugleich mit und ohne Plan ereignen. Modernekritik wird erst zu dem, was sie meint zu sein, wo sie nicht mehr der modernen Erzähllogik folgt.

Ich will an eine alte modern unlogische Erzählung erinnern, an eine prämoderne, mythische Erzählung, an die Erzählung von zwei Künstlern, die schicksalshaft in den imperialen Triumph der Moderne verstrickt scheinen. Vater und Sohn. Dädalus und Ikarus.

Pieter Brueghel, ‹Landschaft mit Ikarussturz› (Abb.). Zuschreibung und Datierung sind nach wie vor Streitfragen. Gotthard Jedlicka sieht nirgendwo Brueghels Hand. Max Friedländer erkennt des Meisters ganze Reife. Die Jahreszahlen schwanken zwischen «nach 1550» und Brueghels Todesjahr 1569.

Ikarus. Andere Figuren erscheinen hier ungleich auffälliger. Der Landmann groß im Bild. Vor sich den Pflug, vor sich das Pferd, zusammen ein nützliches Gespann. Eingebunden in den Kreisgang

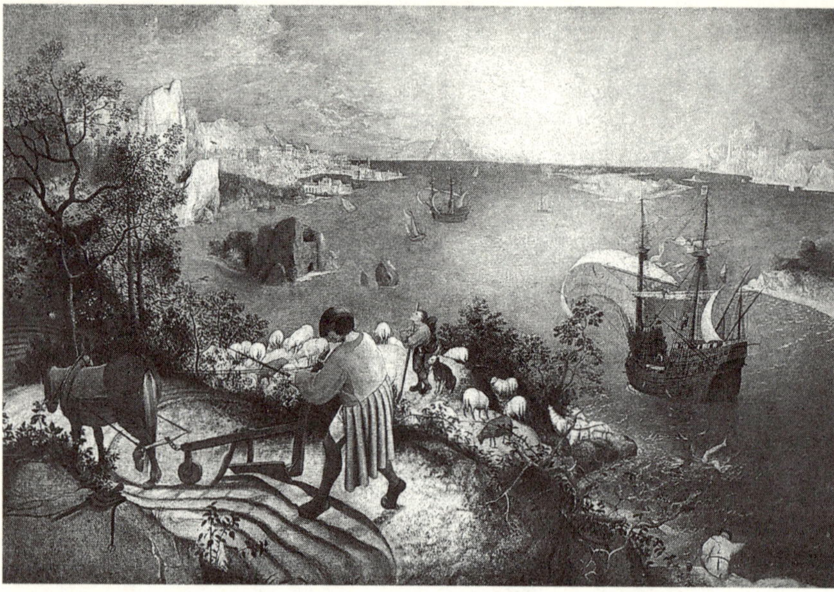

*Pieter Brueghel, Landschaft mit Ikarussturz, um 1560,
Brüssel, Musée des Beaux-Arts*

des sich weiterzeugenden Lebens, kreisen Zugtier, Technik und Steuermann im aufgewühlten Boden. So wird aus viel Natur ein bißchen Kultur. Recht hat der Landmann, daß er ganz bei der Sache ist, daß er auf die Erde sieht, von der er lebt und mit der er lebt.

Der Schäfer hat nichts zu tun. Das ist kein Privileg. Daß er in der sozialen Hierarchie weiter unten rangiert, gibt schon die tiefere Landschaftsstufe zu bedenken, auf der er seine Tiere, die wohl nicht seine sind, weiden läßt. Das ist nicht der Hölderlinsche Hirt, der am grünen Abhang wohnet und in heiligem Schatten die Gipfel schauet («der Mutter Erde»). Unser Schäfer schauet den Himmel. Dort zieht graues Abendgewölk auf und löscht, was nah scheint und fern. Schluckt alles sichtbar Begrenzte. Anzunehmen, daß der Himmelsschauer nichts sieht. Und auch nicht in den Himmel schaut, um zu sehen. Eher um wegzusehen. Von der Erde etwa, an deren Lebensrhythmen er nur passiv beteiligt ist. Passiver jedenfalls als der pflügende Mensch eine Klasse weiter oben.

Der Bauer bewegt sich, kommt im Zyklus von Saat und Ernte immer wieder dort an, wo er aufgebrochen ist. Um ihn, den Schäfer am vergleichsweise unproduktiven Platz, dreht sich das Leben, an dem er bewegend nicht teilhat. Er steht.

Und dann ist da noch der, der sitzt. Der bloß die Hand ausstreckt und wartet, was das vorbeitreibende Leben ihm zuspielt. Der Mann mit der Rute auf dem Felsen am Ufer des Flusses. Ihn Fischer nennen zu wollen, wäre ihm etwas viel Profession zugedacht. Eigentlich hätte er etwas bemerken müssen. Den Mann im Wasser, seinen Fall, sein Ertrinken. Die Federn, die auf den Wellen schaukeln. Die Beine, wie sie verzweifelt rudern. Das Aufklatschen, Gurgeln und Prusten. Der Maler scheint für Flugschau und *crash* kein Auge zu haben. Im Gegensatz zu Ovid, der die Landbewohner zu aufmerksamen Zeugen des aeronautischen Versuchs macht.

Auf dem Bild findet das *experimentum crucis* in den Lüften ohne Zuschauer statt. Bauer, Schäfer und Angler, sie haben ihr begrenztes Blickfeld und keine Neugier über sich hinaus.

Was ist passiert? Die Spuren zur Unglücksursache führen ein Stück weit vom Bild weg. Dädalus, wir kürzen die Geschichte ab, begegnen wir zunächst auf Kreta. Im Bannkreis nicht ganz irdischer Machtpersonen. Bei König Minos, einem Zeusabkömmling aus der Affäre mit Europa, und seiner Frau Pasiphae, einer Heliostochter, die der Mythos mit kolossalem Triebleben ausgestattet hat. Einem veritablen Stier will die Dame derart zugetan sein, daß sie bei Dädalus ein Kuhsubstitut in Auftrag gibt und sich darin auf die Weide schieben läßt.

Die Frucht solcher Naturüberlistung sieht entsprechend aus: der Schädel Tier, vom Rumpf an Mensch. Minos heißt den Bastard entfernen. Und wieder ist es Dädalus, der das Machtwort ausführt. In einer Baumeisterleistung ersten Ranges, weitverzweigt und unübersichtlich, wird der Minotauros eingeschlossen.

Das Labyrinth hat einen Zugang, aber keinen Ausgang. Das ist der Urentwurf der infiniten Linie. Entgegen den kosmischen Rotationsenergien und der naturbestimmenden Wiederkehr des Immergleichen legt der Konstrukteur seinem *opus maximum* Prinzipien des unabsehbaren Verlaufs zugrunde. Er gehorcht der Logik der Progression und verheimlicht diese zugleich, indem er die Linie als definitorisch kürzeste zur real längsten Entfernung zwischen zwei Punkten dehnt. Mag der angelegte Weg auch durch Umwege gekennzeichnet sein, sein eigentliches Ziel hat er doch darin, den Weg zurück an den Wegbeginn zu versperren.

In der Aufsicht erscheint der labyrinthische Bauplan als Maschenstruktur, als Netzwerk aus Streckenstücken, Relaisstellen und Wegsynapsen, durchzogen von einer unsichtbaren Führungslinie. Ein komplexer Algorithmus aus lauter binären Operationen. An jeder Wegbiegung oder Weggabelung gibt es immer nur eine richtige und eine falsche Entscheidung. In der Summe ein Rechenunternehmen, das mit durchschnittlich zerebraler Ausrüstung nicht zu leisten ist. Wo sind wir? Wo waren wir? Schon nach wenigen Schritten signalisiert das Gedächtnis Überforderung. Und die unzähligen Orientierungspunkte ließen sich allenfalls maschinell computieren.

Das Labyrinth hat eine doppelte Aufgabe zu erfüllen. Es soll einen Machtwillen demonstrieren, herrscherliche Autorität. Und es soll etwas ziemlich Beschämendes, einen armen Zwitter verstecken. Man könnte auch sagen, Dädalus' Genie steht in einem Gehorsamsverhältnis zu einem väterlich-mütterlichen Du-sollst-Stimmengewirr. Versteckt werden soll die schreckliche Erinnerung an einen Ordnungsverstoß mütterlicher Begierde. Demonstriert werden soll die Ordnung des väterlichen Gesetzes.

Es geht um Verdrängung, und es geht um Repräsentation.

Dädalus hat allen Scharf- und Kunstsinn aufzubieten, um die Bedingungen zu schaffen für den Gütetest zweier primärer Lebensstrategien. Sein Labyrinth bewährt sich als effektive Speicherapparatur, die so programmiert ist, daß aus dem Abgespeicherten nurmehr zuträgliche Erinnerungsportionen abgerufen werden können. Ein Speicher, der ohne *password* nicht zu öffnen ist, nicht ohne Kenntnis der Formeln, der zuständigen Zeichen. Und in der Tat, Minotaurus, die lebendige Gegenwart bedrohlicher Triebe, scheint in die Unzugänglichkeit verbannt. Noch wütet er im Verborgenen und läßt sich in regelmäßigen Abständen pubertierende Knaben und Mädchen liefern. Aber seine Wut ist beherrschbar geworden und das Opfer berechenbar.

Bis Theseus kommt, der Held aus Athen, der dem Unhold den Garaus macht und der Königstochter den Hof. Dädalus wird zu Ariadne gerufen. In einem Liebesanfall von pasiphäischer Wucht verlangt sie nach dem Schlüssel des labyrinthischen Geheimnisses. Der begehrte Eindringling ins minoische Triebgefängnis soll auch wieder sicher herausfinden. Ob aus Rührung oder gegen gute Bezahlung, Dädalus hinterläßt eine Garnrolle.

Ein ziemlich simpler Trick, dessen lineare Wirksamkeit gleichwohl den verborgenen kulturgenetischen Code der Musteranlage preisgibt. Aller Erfolg liegt eben auf ihr, auf der gerichteten Linie. Mit der Linie als Disziplinierungsmittel bei der Urbarmachung und Beherrschung der Natur lassen sich auch gelegentliche Rückschläge, Umleitungen und Abirrungen bestehen.

Der *creator mundi* fällt in Ungnade. Findet sich in seinem eigenen Kerker wieder. Was ihm zeigt, daß es trotz bester Referenzen mit seiner Bewegungssouveränität noch nicht zum besten bestellt ist. Daß ihn auch die enormen Freiheiten, die er sich gleichsam erfunden hat, nicht aus dem Hoheitsbereich unberechenbarer, dumpf autoritärer Kräfte weggeführt haben.

Da hat er einen Traum. Er träumt vom Fliegen. Und mit einem Mal hat er einen Sohn. Mit einem Mal ist Ikarus da. Mutterlos, herkunftslos, geschichtslos. Keiner weiß was von ihm.

Im Gegensatz zur dädaläischen Urgeschichte der Individualität mit ihrem disponierten Erzählaufbau kennen die traumatischen Energien, die bei der plötzlichen Spaltung eines Ikarus-Atoms aus dem molekularen Weltverbund freiwerden, keine Inkubationszeit. Sie sind unberechenbar, senden keine Signale voraus, entladen sich ohne Vorwarnung. Ikarus ist im Mythos die Unverhofftheit in Person. Er verkörpert auch erzähltopographisch die Erfahrung des Vorbereitungslosen, des Unvorhergesehenen, die Erfahrung des Unvorgedachten, die sich mit seinem Namen verbindet.

Ovid versucht, der Katastrophe noch eine gewisse Wahrscheinlichkeit zu geben, sie abzufedern mit pädagogischer Logik. Der Junge hätte ja nur zu folgen brauchen. Das Wort des Vaters war einsichtig, dringlich und von lebenserhaltender Klugheit. «Halte dich auf mittlerer Bahn, damit nicht, wenn du zu tief fliegst, die Woge die Federn schwer mache oder, wenn du zu hoch emporsteigst, das Feuer sie versenge.» So hat der Vater den günstigsten Luftkorridor vorausberechnet. Ikarus zieht jählings nach oben.

Der Todessturz, zu der die kunstfliegerische Einlage gerät, wäre verkannt, wenn wir ihn moralisch verstünden. Es geht nicht um Bestrafung. Und es geht nicht darum, daß etwas nicht gelingen darf. Aus dem ikaräischen Beispiel sind keine Schlüsse zu ziehen. Es ist nicht instrumentalisierbar, nicht verfügbar und so nicht wiederholbar.

Die ikaräische Erfahrung ist eine Erfahrung der Selbst- und Weltüberwindung, die mit der ordinären Physik auch die stupide geschichtliche Prozessualität entmachten möchte. Das Wagnis der Selbstentfesselung aus genealogischen Ketten. Eine Erfahrung des

Lichts, der kolossalen Sicht. Eine Erfahrung hochgemuter Weltabständigkeit. Sie zielt auf einen Punkt unüberbrückbarer Trennung, größtmöglicher Distanz. Sie steuert jener Weite zu, wo der Überblick grandios sein muß. Die Optik spricht von der Brennweite. Der Mythos vom kritischen Moment. Just als Ikarus die Klimax seines emphatischen Steigflugs erreicht, den Brennpunkt, wo die Erfahrungsfülle alle Welt und ihre Rückholkräfte vergessen macht, zerschmilzt mit dem Wachs zwischen den Federn auch die Sensation der wunderbaren Selbststeuerung.

Sie kann nicht dauern, die ikaräische Erfahrung.

Dädalus, der Prototyp des Individuums, versteht seine verschiedenen Ich-Rollen im Weltspiel immer perfekter auf das eine Ich-Ziel, auf totale Weltaneignung hin auszurichten.

Ikarus verkörpert den bescheideneren Ich-Welt-Kasus, bei dem die plötzlich offenen Augen für die Geschiedenheit von der Welt in eins fallen mit dem erzwungenen Abschied von ihr.

Es sind zwei Geschichten, die da erzählt werden. Eine horizontale und eine vertikale. Eine, die vom Weitergehen oder vom Weiterfliegen, also vom Weitfliegen handelt. Und eine, die über das Höherfliegen und das Hochgeraten nachdenkt.

An Dädalus' unaufhaltsamem Kulturgenie beißt sich die rohe Natur ihr Gebiß aus, und mag sie sich noch so dämonisch zeigen.

Ikarus ist, kaum daß er ist, schon nicht mehr. Zwei Daseinsmodi. Das Dädalus-Sein und das Ikarus-Sein. Dädalus-Sein ist, Heidegger würde vielleicht sagen, Riesenhaftes-, Machenschaftliches-in-der-Welt-Sein. Ikarus-Sein heißt Problematisch-in-der-Welt-Sein.

Ich und Welt bilden in der dädaläischen Geschichte eine vor allem quantitative Relation. Welt ist dort Aktionsfeld einer ungehemmten Objektlibido. Wenn es denn stimmte, wie gelegentlich behauptet wird, daß der Mythos von Dädalus und Ikarus warnen möchte vor dem übermütigen Wunsch, naturgegebene Menschengrenzen zu mißachten, dann müßte erst noch geklärt werden, warum nicht Dädalus scheitert, dem doch kein Kunstgriff verboten scheint, um diese naturgegebenen Menschengrenzen zu überwinden.

Es ist Ikarus, an dessen Armen sich die, wie sich väterlicherseits herausstellt, durchaus funktionale Federnordnung auflöst. Unfähig zum entschlossenen Welteingriff, unfähig aber auch zur rettenden Selbststabilisierung, sieht er sich im Abstand zur Welt und sieht, wie der Abstand zur Welt immer größer, immer tödlicher wird. Des

Vaters pfeillineares Erfolg-Sein-nach-vorn kennt kein Zurück. Was es zurückläßt, ist Geschichte. Das entgrenzte Sein-nach-oben, das Ikarus uns vorfliegt, kippt in ein unglückliches Sein-nach-unten und löst sich spurenlos auf und trägt nichts bei zur Geschichte.

«Freude am Fliegen», besser kann sich Ovid den rätselhaften Ausbruch aus der Formation nicht erklären. Gereizte Kühnheit. Eine sonderbare Gestimmtheit eben, eine euphorische Grund- und Bodenlosigkeit. Und erst einmal grund- und bodenlos, sind sämtliche Gebrauchsanleitungen für das empfindliche Fluggerät vergessen. Da wachsen einem Flügel. Da ist man der Thermik nach oben so ohne Steuermöglichkeit ausgeliefert wie dem Sog des Abgrundes unter einem.

Mit Fallgeschwindigkeit ist das Unfallopfer zurück ins Bild gestürzt. Rechts außen, wo schon Schatten ist, da geht Ikarus sich verloren, da geht er der Welt verloren. Der Aufprall muß kopfüber geschehen sein. Vielleicht hat er nicht viel gespürt. Vielleicht war er schon benommen von einer Attraktion, die ihm Sekundenpartikel vor dem Aufschlag alle Sinne gestoppt haben muß. Völlig unerwartet hat er noch einmal das Erlebnis der richtigen Brennweite. In unheimlicher Entsprechung zur existentiell riskanten Abstandserfahrung begegnet er Zentimeter über dem Wasser noch einmal sich selbst, fällt er seinem schärfer werdenden, scharf gewordenen, unscharf werdenden Spiegelbild entgegen. Und aus ist es mit Ikarus. Das Wasser spritzt auf, und die dissidenzgeschichtliche Urszene erlischt.

Der kluge Progressiv-Vater und der ignorante Glücks-Unglücks-Sohn. Eine Strategie und eine Erfahrung, die mit dem Komplex Moderne ursächlich verkettet scheinen. Dem modernen Künstler Dädalus verdanken wir jene grandiose Kunst-Ersterfindung, in der schon alle weiteren Kunst-Erfindungen eingefaßt sind. Mit der hochwirksamen labyrinthischen Chaosmaschine, die er dem Chaos Welt entgegenbaut, schafft er das mimetische Ur-Modell, das primäre Weltbild, in dem alle Bilder von Welt enthalten sind. In seiner faktischen Endlichkeit und virtuellen Unendlichkeit; in der Feinabstimmung von Schönheit und Funktion; in dem eigentümlichen Kippmechanismus, der Übersicht in Dschungel und Weglosigkeit wieder in Struktur verwandelt; in der Intelligenz, mit der es zugleich etwas zeigt und etwas verbirgt; in seiner generell unabschließbaren Optimierbarkeit; im Warencharakter, der ihm als einem kulturkonditionellen Erfolgstypus zuwächst: In all dem gibt sich das dädaläische Labyrinth als modernes Kunstwerk par excellence, im sozusagen reinen Zustand zu erkennen.

Dädalus, der *artifex triumphans.* Seine Langstreckentauglichkeit ist weder Gnade noch Rätsel. Sie ist überlegenes Kalkül. Sie ist Ergebnis genialer Anstrengung und angestrengter Genialität. Es mag Rückschläge geben, Enttäuschungen. Der Kritiker mag dem Dädalus-Nachwuchs gründlich mißtrauen, er mag die nachgereichten Dädalus-Behauptungen als schieren Verrat am dädaläischen Anspruch geißeln, zuende bringt er die Dädalus-Geschichte doch immer. Dädalus kennt nur Zeitstrafen. Eine Weile im eigenen Gefängnis. Eine Weile Zwangsrast. Eine Weile Phantasiestopp und miserables Zubringen in Untätigkeit oder Dummtätigkeit.

Ikarus hingegen. Um Kursgenauigkeit und Höhenstabilität des Vorfliegers scheint der halluzinatorische Selbstflieger wenig besorgt. Der Vater ist ihm völlig gleichgültig. Er muß ihn nicht imitieren. Er muß ihn nicht verbessern. Er muß ihn nicht übertrumpfen und nicht besiegen. Zur ikaräischen Inversion gehört offensichtlich auch die Aufkündigung ödipaler Bestimmungen. Ikarus verläßt das Spielfeld, ohne die Spielanordnung zu zerstören. Er spielt sein eigenes Spiel. Nach eigenen Regeln. Als Dädalus-Gegner, als Moderne-Kritiker fällt er aus. Sein Aus- und Auf- und Abstieg geschieht unbeeindruckt vom dädaläisch-modernen Weitergehens-Ziel, nicht in Opposition zu ihm.

Das ikaräische Phantasma taugt nicht zum Anwendungsfall. Ikarus hat keine Schule begründet, keine Jünger um sich geschart, keine Erbfolge festgelegt. Niemand hat ihm richtig zugesehen. So wie der sonderbare Knabe mit einem Mal da ist, ist er mit einem Mal nicht mehr da. Hinauf zur Sonne und sogleich zurück ins Wasser. Der Vater dreht eine Ehrenrunde und flattert stracks weiter.

Könnte es sein, daß vom ikaräischen Fluxus-Akt vielleicht doch etwas geblieben ist? Eine Feder? Ein Klümpchen Wachs? Ein Büschel versengter Haare? Eine Fettecke? Spärliche Füllmengen für ein zeitgenössisches Reliquiar?

Das ikaräische Kunstwerk gibt womöglich zur Kritik einigen Anlaß. Formal unterbietet es zuweilen die Mindestanforderungen. Nietzsche hat es mit seinen ‹Idyllen aus Messina› nicht gerade in die Charts der Weltlyrik gebracht. Aber sein ‹Prinz Vogelfrei› ist ein durchaus liebenswerter ikaräischer Bruder in der Erfahrung. Ikarus also: eine Chiffre für die fröhlichen Wissenschaftler? Eine Chiffre für den Moment künstlerischer Evidenz, in dem nicht Tat, Handlung, Produkt oder Werk beschäftigen, sondern die stehenbleibende Zeit und die eminente Bewandtnis der Dinge und jene Sinnenfülle, die auch allen Sinn enthält?

Vater und Sohn. Aber weder Erzeugersyndrome noch Emanzipationsprobleme. Der Vater scheint kaum interessiert am Schicksal des Nachkommen. Und der Sohn muß seinen alten tüchtigen Herrn nicht gewaltsam beseitigen, um selber sein zu können. Beide gehören zur selben Familie. Nennen wir sie Moderne. Mehr ist der Beziehung nicht zu entnehmen. Vor allem bezeichnet Dädalus nicht das, was Ikarus vorausgeht, und Ikarus nicht das, was Dädalus nachfolgt. Das aber ist für unseren Zusammenhang entscheidend. Der Mythos erzählt vom Erfolg und vom Scheitern auf eine nichtserielle Weise. Er erzählt von Triumphen und Desastern in einem Atemzug. Er verrät die verwundbare Stelle der Moderne, indem er die beiden Protagonisten der Moderne nicht-modernistisch auftreten läßt.

Was heißt das? Das heißt zum Beispiel, daß der «Ausbruch aus der Fortschrittskarawane» dädaläisch nicht zu erreichen ist. Was immer der Urmodernist Dädalus ins Werk setzen und welche Werke er dagegensetzen mag, auch als Moderneskeptiker, selbst als Moderneabstinenzler bliebe er modernetauglich. Ist doch aller Moderneverdacht im Modernekonzept mit einbegriffen.

Auch von Ikarus ist nichts zu erwarten. An ihm haben wir schon gar keine Hilfe.

Dädalus allein bringt sie nicht zu Ende, die Moderne. Und er allein überwindet sie auch nicht – nicht mit Vernunft und nicht mit Genie. Und auch Ikarus allein ist keine Gefahr für das System Moderne. Aber daß sie beide vorkommen, ohne Rücksicht aufeinander und ohne Abstimmung, daß mitten in der dädaläisch ausgerichteten, also nach vorne gerichteten Kunstentwicklung eine verquere ikaräische Kunstbehauptung dazwischentönt – und dabei stört oder vielleicht auch nicht stört, jedenfalls von den dädaläischen Überwachungssystemen nicht vorausgesehen und nicht geortet und nicht abgeschaltet werden kann –, das darf die modernistische Selbsterzählung unter keinen Umständen zugeben.

Modernekritik also wäre eine, die ihre Gegenstände nicht in der Formenermüdung oder Formenverarmung beziehungsweise Formenerholung und Formenneuerfindung suchte, sondern im nichtkausalen dädaläisch-ikaräischen Formendurcheinander.

Und modernekritische Kunstgeschichtsschreibung wäre eine, die sich vom Zwang befreit hätte, aus Geschichtsenden und Geschichtsneuanfängen immer noch dramaturgisches Kapital schlagen zu müssen.

Aus ihrer Modernedienstbarkeit hätte sich Kunstgeschichtsschreibung erst dann in eine kritikfähige Souveränität begeben, wenn sie das dädaläisch-ikaräische Sowohl-als-auch in den Blick bekäme, wenn sie ihr Gesichtsfeld öffnete für den dädaläischen *mainstream* und die randständigen Sezessionen im Geist des – wer weiß – glücklich unglücklichen Ikarus.

Unser Bild hat dafür ein feines Gespür. Das ikaräische Unglück geschieht im Abseits. Und dort, wo sich der Tod ereignet, und so, wie sich der Tod ereignet, ohne jegliches Publikum, meint das nichts anderes als schiere Folgenlosigkeit.

Die dädaläischen Hauptpersonen sind unterdessen mit sich und mit anderem beschäftigt. Der Angler packt zusammen. Für heute hat er genug. Um ihn brauchen wir uns keine Sorgen zu machen.

Wenn aber der Bauer eines Tages den Kopf hebt und mit dem Traktor pflügt und Großbauer wird und seine Traktoren pflügen läßt und Weltbauer wird und alle Traktoren in den Weltpflügeeinsatz schickt, dann muß er die Datenbank Dädalus' bedienen und meistern gelernt haben. Und es steht nicht unbedingt gut um die zerpflügte, durchpflügte Welt.

Und der Schäfer? Vielleicht taugt er ja wirklich nicht zu seinem Beruf. Auf die Schafe paßt er nicht auf, und zum heideggerwachsamen Hirten des Seins hat er schon gar nicht das Zeug. Möglich, daß aus seiner Himmelsguckerei noch ein Ikarus-Drang nach dem Himmel wird. Daß seine leeren Augen plötzlich lebendig werden, sein Traumblick erwacht. Daß ihn, den Schwingenseligen die Erinnerungen wie Einfälle überkommen und ihn hochtragen über Zeiten und Räume hinweg und ihn gleich wieder fallenlassen aus dem Rausch der Bilder. Möglich, daß da einer, den Stab in die Erde gerammt, schon spürt, daß es ihm bald einmal an Halt fehlen wird und der Boden unter seinen Füßen weich zu werden droht. Schon möglich, daß es mit dem Hochfliegen und dem Tieffallen kein Ende haben kann.

Und was haben wir von all der Hochfliegerei und Tieffallerei? Wir haben zumindest ein – zugegeben – etwas poetisches Indiz dafür, daß es auch unter Bedingungen galoppierender Modernefortschritte und Moderneteilfortschritte sinnvoll, spannend sein könnte, auf den – ja eben – Fall zu achten, den Einzelfall, der nicht schon aufgefangen ist von Strömungen, Stilen, Tendenzen, Richtungen.

Wieviele Modernen braucht die Musik?

Von Wolfgang Rihm

(Musik ist zu hören. Die Zuhörer betreten den Raum.)

Ich komme auf die Musik zurück.

Teil eines Experiments gewesen zu sein – das zu wissen, ist das Recht dessen, der gerade teilhatte. Sie alle waren soeben Teilnehmer eines Experiments. Ich wollte einmal sehen, was geschieht, wenn eine Vielzahl von Menschen einen Raum betritt, in dem schon Musik wohnt. Ich lasse Sie über den Ausgang des Experiments möglicherweise im dunkeln, komme vielleicht darauf zurück, ich weiß es noch nicht. Alles ist offen. Jedoch sollte aus der Tatsache, daß ich als Referent eingeladen bin, zweierlei nicht geschlossen werden:

Erstens, daß ich in irgendeiner Weise durch Person und Arbeit repräsentativ sein könnte für die gestellte Aufgabe. Zweitens, daß Musik überhaupt in einem Diskurs der Bilder und Begriffe eine Rolle spielen kann. Denn Musik hat kein Bild, sie kennt keinen Begriff. Man kann höchstens versuchen, sie auf einen Begriff zu bringen – aber welchen?, sie zu bebildern – aber mit welchen Bildern? In beiden Fällen zeigt sich Musik gleichermaßen resistent, denn die Bilder und Begriffe wechseln auf der Projektionsfläche der gleichen Musik in raschen Schnitten und Überblendungen.

Die Präsentation von Musik, über eine CD, über eine Anlage, über Lautsprecher, also über Medien, in einen Raum hinein, führt bei jedem Hörer zu ganz verschiedenen Konsequenzen. Der eine hört zum Beispiel auf zu reden. Der nächste bemerkt es gar nicht, weil er Räume gewohnt ist, in denen schon Musik herrscht, weil er die Musik als sie selbst gar nicht wahrnimmt. Wäre auf dem Podium eine Gruppe Musiker gesessen und hätte gespielt, wäre die Situation sofort eine andere gewesen. Man hätte den Menschen gesehen, den agierenden Menschen, im gehörten Fall vier agierende Menschen, denn es handelte sich – wie der Kenner bereits weiß – um ein Streichquartett. Es wäre eine ganz andere auratische Atmosphäre gewesen.

Die Aufforderung an Künstler und Interpreten (an diese vor allem, denn es sind kaum Künstler eingeladen), optimistisch zu sein, diese Aufforderung, wie sie an uns erging im Einladungsbrief, ist für Künstler überflüssig, denn Künstler sind genuin optimistisch. Auch wenn sie durch und durch von ihrer Veranlagung her pessimistisch sind, müssen sie darauf vertrauen, daß in irgendeiner Weise der Pessimismus zu einer Gestalt führt und daß diese Gestalt in irgendeiner Weise rezipiert werden kann. Oeuvre ist Optimismus. Der Optimismus ist also immer bei den Künstlern, egal mit welchen Mitteln sie umgehen. Der unfruchtbare Pessimismus, in Gestalt moralisch mahnenden Zweifelns an der Zeit und am Vermögen der Künste, wohnt doch wohl eher in den eben diesen verbreitenden und sich darüber verbreiternden Organen der Aufbereitung und der sekundären Sphäre, ist also eher ein journalistisches Phänomen. Denn der Zweifel, der zu Kunst wird, der sozusagen handwerkliche, der Metier-Zweifel, ist ein naturgemäß optimistischer, sonst würde er als Ver-Zweifeln werklos stumm bleiben.

Ein Querschnitt-Blick: Neulich hat Edward Teller, der Vater oder Großvater der Wasserstoffbombe – in der ‹Frankfurter Allgemeinen Zeitung› wurde er so zitiert – als «wütender Aufklärer» davon gesprochen, daß Wissenschaft und Forschung eigentlich kein Recht zum Pessimismus hätten. Sind wir nun zum Optimismus verurteilt? Vor allem als Künstler? Es geht ja vorwärts, der Fortschritt schreitet ... wohin auch immer, immer jedoch: voran; jedenfalls: fort ...

In diesem Sinne bin ich auch jetzt hier festgehalten. Das Schöne bei einem Symposion ist natürlich – wie bei einem wirklichen Trinkgelage –, daß ein Wort das andere ergibt, daß einer dem anderen – wie dem Wein – zusprechen kann. Heute morgen fiel durch Bazon Brock ein wundersamer Begriff, den ich, symposionstechnisch die Rede der Vorredner aufgreifend, noch etwas beleuchten möchte. Es war von Uchronie die Rede. Ich wurde oft gefragt auf dem Weg hierher und auf dem Schlachtfeld des «Multimediale»-Vorplatzes, was denn das sei. Ich glaube, es handelt sich um Un-Zeit, um Nicht-Zeit. Utopos wäre der Nicht-Ort, der Un-Ort; Uchronos entsprechend die Nicht-Zeit, die Un-Zeit. Ich habe mir heute morgen notiert, daß das in der Musik – schon gar im sogenannten Musik-Leben – bereits völlig realisiert ist; und zwar durch die langen Jahre, die wir über die technische Reproduzierbarkeit und wiederholte Reproduzierbarkeit von bereits reproduzierter Musik verfügen, über Aufnahmetechniken und Tonträger vor allem. Die Musik wird beherrscht durch die Präsenz der Vergangenheit – wie keine andere Kunst. Das Musik-Leben besteht aus der absoluten, permanenten, ungebremst suggerierten Verfügbarkeit der Vergangenheit. Natürlich mit dem Ergebnis, daß die Gegenwart verstopft ist. Analog dazu: Viele wissen gar nicht, daß man mit neuen Medien Musik als Kunst machen kann; es wissen auch die wenigsten, daß es außer der populären Musik noch eine Kunstmusik gibt, die *heute* gemacht wird. Die vielzitierte Frage des kleinen Jungen: «Was, du bist ein Komponist, du lebst noch?» gehört in diesen Umkreis. Für die Musik stellen die Medien die Vergangenheit als Gegenwart her. Damit muß man leben.

In dieses Umfeld der Diskussion einer Aufhebung von Ereignissen fiel heute morgen auch der Hinweis auf die produktiven Möglichkeiten der Reproduzierbarkeit, dem ich aber ein kleines Fragezeichen anfügen muß. Es wurde das Beispiel des Recorders genannt, der durch die Möglichkeit, das eben Gehörte im nächsten Moment zu wiederholen, zur Aufhebung des Wertes eines Einzelereignisses beitrüge. Moment und Ereignis verlören durch ihn ihren auratischen Wert, allein schon durch Wiederholbarkeit. Ich glaube hingegen nicht, daß Wiederholung überhaupt möglich ist in der Musik. Alles ist immer anders – das ist das einzig Gleichbleibende. Jeder Recorder ist zudem an ein Re-, an ein Zurück, gebunden und dadurch an den Erinnerungszuwachs, der das Wiedergeholte «inzwischen» verändert hat. Außerdem ist der Ort in der Zeit durch Wiederholung nur scheinbar zurückgeholt, was aber nicht möglich sein kann, da er doch durch das Erlebnis schon aufgehoben war. Durch vermeintliche Wiederholbarkeit wird Uchronie also gerade nicht erreicht, sondern verloren – falls sie bestünde.

In der Gegenläufigkeit des Phänomens, daß potentielle Reproduzierbarkeit noch keine Uchronie garantiert, fortgesetztes Reproduziertwerden aber für die Musik den Zusatnd geschichtsloser Uchronie herbeizwingt, erfahren wir, daß musikalische Zeit und geschichtliche Zeit gänzlich differieren. Die Beantwortung der Frage «Wo ist vorne?» ist für die Musik noch unbeantwortbarer, als sie es für die Künste im allgemeinen schon ist. Wir glauben ja immer, daß durch die Reproduzierbarkeit, gerade auch von Musik, ein Zustand eingetreten sei, worin wir an einer zeitlich früheren Wirklichkeit teilhaben könnten. Genau das aber ist nicht der Fall. Wenn ich ein soeben aufgenommenes Stück Musik im nächsten Moment, sekundenschnell danach, wieder höre, ist es bereits nicht mehr dasselbe. Vielleicht ein gleiches, aber auch das ist fraglich. Es verändert sich. Alles verändert sich. Es gibt nichts zweimal. Wiederholung ist ein Wunsch. Ein bleibender Wunsch, der gerade durch Musik nicht erfüllbar ist, denn

Musik hat zwar «ihre» Dauer, aber sie dauert nicht *an* wie Architektur, Skulptur, Malerei... Diese verrotten als Materie vor unseren Augen. Musik aber: da sie nie *ist*, sondern immer *wird*, bleibt sie.

Die Musik, bildlos, begrifflos ... Sie kennt kein Unikat, sie ist auf Darstellung durch Vermittlung angewiesen: Musik ist von Anfang an Medienkunst. Der Interpretation wächst in ihrem Falle sogar die Möglichkeit zu, innovativ sein zu können. Denn Musik ist immer neu. Selbst das gleiche Stück gibt es nicht zweimal. Ich kann das hier nur andeuten, aber das sind ja Dinge, die jeder einzelne auch für sich weiterdenkt ... selig lächelnd ... als hätt' ein Zunder...

Musik ist immer «abstrakt». Es gibt kein abbildbares Menschenbild für die Musik. Auch nichts, das projizierbar wäre, das die Rezipienten als Wiederkehr eines Konkreten erwarten könnten. Es gibt kein Konkretes, das Abbildung in der Musik finden könnte. Deshalb ist Musik natürlich auch nicht «abstrakt». Denn wovon wäre abstrahiert worden? Im Gegensatz zum Bild, kann Musik nicht erfolgreich abgesucht werden nach ihrer Naturähnlichkeit, schon gar nicht nach einer irgendwie gearteten Menschenähnlichkeit. Kunst – also auch Musik – kommt in der Natur nicht vor. Ja, die Vögel! – höre ich denken. Nein. Der *Vorgang* Natur führt zu Kunst, führt zur Musik, als einer nach außen gelagerten lautlichen Äußerung der Lebensform Mensch. Die lautlichen Äußerungen der Tiere, an denen wir sie erkennen, an denen sie einander erkennen... Wir als Menschentiere haben die Kunstfähigkeit als eine unserer Äußerungsformen. Der Mensch ist das einzige kunstfähige Lebewesen. Kunst ist sein Laut, seine Spur.

Wegen der Bedeutung, wie sie die mediale Vermittlung für die Musik besitzt, kommt es immer wieder zu dem Fehlschluß, daß schon ein neues Mittel Neues vermittle. Man kann beobachten, daß schon die Erfindung eines neuen Instruments die Hörer in Euphorie versetzt, als sei ein neues Neues angebrochen. Das liegt an der leichten Assoziation von Klangsphären zu Lebenswelten, Lebensgefühlen. Denken Sie an die vielen Stücke aus den zwanziger und dreißiger Jahren, in denen die Verwendung bestimmter Schlagzeuginstrumente oder des Saxophons oder Vibraphons offensichtlich das Gefühl wachwerden ließ, an der Spitze der Entwicklung teilzuhaben: Das muß die Moderne sein! Das ist die Zeit! Das sind wir! Und schon *waren* wir es.

Die Machart der Musik konnte altbacken sein, wenn nur ihre Mittel für den Rezipienten weltläufig modern klangen. Was ich sagen will, ist: Nicht die Mittel entscheiden über die Modernität, sondern die Gangart einer Musik, wie sie sich *in* der Zeit *durch* die Zeit bewegt. Durch welche Mittel eine Musik artikuliert wird, spielt auf einer zweiten Ebene die entscheidende Rolle und muß sehr wohl in einem handwerklichen Sinn diskutiert werden. Derjenige aber, der nur Sound hört, wird auch jetzt nur den Sound meiner Stimme hören und nicht verstehen, was ich meine. «Derjenige, der nur Sound hört», ihn gibt es in jedem Bereich. Im sogenannten Klassik-Bereich gibt es den Sound-Hörer, der schon, wenn eine Geige erklingt, zufrieden ist: Das ist für ihn «Klassik», man kann ihm fast alles vorsetzen, er hält es für «Klassik»: Kirnberger für Bach, Ries für Beethoven, Kirchner für Schumann ... Der Volksmusik-Hörer: Wenn es nur irgendwie blasmusikhaft hm-ta-ta macht, ist er schon froh. Was gespielt wird, ist egal; *daß* gespielt wird, zählt. Aber es muß sich ähneln. In bestimmten Unterhaltungsbereichen wird ganz klar abgegrenzt. Man hört sehr speziell, weil man nur ein spezifisches Schlüsselloch im Ohr hat, worein nur *ein* Schlüssel paßt. Wie kommt das Schlüsselloch ins Ohr? Das sind natürlich Erziehungsprozesse; Prozesse, die gesteuert werden können, absichtlich oder unabsichtlich. Deswegen glaube ich auch nicht, daß die Zeit des Titanismus vorbei ist.

Heute morgen hat Bazon Brock die Bemerkung gemacht, daß durch bestimmte Entwicklungen in den neuen Medien die Künstler nicht mehr als Urheber faßlich seien, daß sie nicht mehr in einem lohntechnischen Sinn bezahlt werden könnten und er daraus den Schluß gezogen habe, daß die Medienkünste dahin wirkten, daß der leidige Titanismus verschwinde. Das stimmt sicher für die Künstler, deren Urheberrechte verachtbar werden. Es stehen ganz andere Titanen auf. Ich will Ihnen ein Beispiel geben.

Ich inszeniere das Skandalon eines Ernst-Jünger-Zitats und werde dieses einem Ausschnitt aus ‹DIE ZEIT› gegenüberstellen. Zunächst das Ernst-Jünger-Zitat:

> «Titanen leben und wirken in der Zeit. Ihre Macht bestätigt sich in der Ewigen Wiederkehr. Diese Ewigkeit ist nicht das Ende der Zeit und der Zeiten, sondern deren endlose Ausdehnung. Ein Schnitt, und ihr Ende ist erreicht. Die Titanen bedürfen keiner Gebete; ihnen wird durch Arbeit gedient. Sie werden hoch geachtet,

DIE ZEIT Nr. 21 **19. Mai 1995**

→ Name
→ Titan

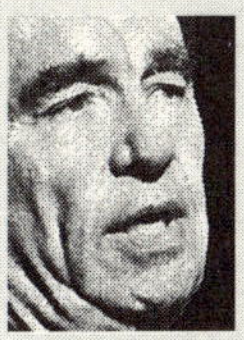

Schluckt er auch noch Berlusconi? Durch immer neue Einkäufe ist Rupert Murdoch zum ersten Herrn über einen globalen Multimediakonzern geworden

Medienmacht schlägt Politik

Ausschnitt aus: ‹DIE ZEIT›, 19. Mai 1995

obwohl ihr Name sich hinter ihrem Wirken verbirgt. So sagt man heute nicht mehr Uranos, sondern Uran. Auch Pluton, obwohl erdmächtig, zählt nicht zum Olymp.»[1]

Jetzt der Ausschnitt aus ‹DIE ZEIT›. Oberhalb der Artikelüberschrift «Medienmacht schlägt Politik» ist das Bild eines Menschen zu sehen. Er muß ein Titan sein, denn der Kommentar dazu lautet: «Schluckt er auch noch Berlusconi? Durch immer neue Einkäufe ist Rupert Murdoch zum ersten Herrn über einen globalen Multimediakonzern geworden» (Abb.).

Wenn das kein Titan ist! Natürlich, *ihm* muß daran gelegen sein, daß der vermeintliche Titanismus der Künstler verschwindet. Ihm muß daran gelegen sein, daß keine anderen Titanen neben ihm nachwachsen. «Er bedarf keiner Gebete. Ihm wird durch Arbeit gedient.» Wenn durch die Anwendung von Mitteln, also durch Medien, ein in irgendeiner Weise Titanisches aus der Welt geschafft wird, dann sicher: unsere eigene Vorstellung von Titanismus. Nicht jedoch der Titanismus jener Versorgungs-Konzerne, die dafür sorgen, daß wir

Mittel und Medien zum Spielen in die Hand bekommen. Als Abgelenkte sind wir nützlich, zumindest ungefährlich. Ernst Jünger und das, was man früher eine «linke Position» bezeichnet hätte – ich lasse das einmal so im Raum stehen.

Musik ist immer «abstakt». Erschrecken Sie nicht, ich wiederhole nur: Musik ist immer abstrakt, in Anführungszeichen abstrakt, weil naturgemäß von nichts abstrahiert werden kann in der Musik. Sie ist auch nie «konkret», und sie ist von Anbeginn an eine Medienkunst. Sie ist immer auch neu, immer anders, ungleich zu sich selbst, wie sie eben noch war. Nur die Art und Weise, wie Musik sich in der Zeit bewegt, wie sie sich abspielt, sich ereignet, nur diese Art und Weise macht die Unterscheidung zwischen alt und neu – also vielleicht auch zwischen modern und nicht-modern – möglich.

Bis jetzt habe ich noch gar nicht von «modern» gesprochen. «Modern»: Ich kenne von keinem ernstzunehmenden Komponisten eine überlieferte Äußerung wie: «Ich komponiere modern.» Das hat, glaube ich, keiner gesagt. Es sind Zuschreibungen. «Zeitgenössisch» oder: Neue Musik, Komponisten Neuer Musik. Wenn man sich abschätzig äußern will, spricht man in journalistischen Kreisen von den «Neutönern». Für Komponisten hat das einen beabsichtigt despektierlichen Unterton: eben weil im Musikleben die Uchronie völlig hergestellt ist, weil Gegenwart zu einer Unterabteilung der Vergangenheit gemacht worden ist. Vor dieser Allgegenwart des Vergangenen sollen die Lebenden der Belächelung freigegeben sein. Aber auch ‹Spiegel›-Redakteure sind präfigurierte Fossilien ... vorweggenommene Knochenfunde...

Neue Musik ist nicht zwangsläufig moderne Musik, zeitgenössische Musik nicht *a priori* moderne Musik. Die Begriffe stammen fast immer von außen, fast nie aus der Sache selbst; sie werden an die Sachen geklebt. Ich kann Ihnen ein wunderbares Beispiel geben für die strahlende Irrelevanz eines Begriffs. Zum Beispiel «Neue Einfachheit». Sie sind ein Publikum, das diesen Begriff vor allem aus der Architekturwelt, aus der Welt der Bildmedien kennt, und Sie wissen sofort, mit «Neuer Einfachheit» ist eine Art Baustil, eine Art zu bauen gemeint, eine Architekturrichtung, der Vittorio Magnano Lampugnani diese Bezeichnung gegeben hat, die auf die Tradition der Bauhaus-Moderne Bezug nehmen soll. Nun hat es diesen Begriff vor 20 Jahren in der Musik auch schon gegeben und da wurde er, sicher in wohlmeinender Absicht – es war 1976 – für eine Veranstaltung des WDR als Oberbegriff gewählt: «Neue Einfachheit». Das war zunächst die Übersetzung des englischen – genauer: amerikanischen – «*new simplicity*». Als *new simplicity* war damals minimalistische Musik in Europa rezipiert worden. Man hatte den Begriff übersetzt und bei diesen Konzerten des WDR aber auch ganz andere Musik gespielt. Meine Musik war nicht dabei – aber ein, zwei Jahre später war ich der Hauptvertreter einer deutschen «Neuen Einfachheit». Ich weiß heute noch nicht, warum.

Der Begriff klebte an mir, aber in einer völlig anderen Bedeutung, als heute der Begriff in der Architektur fungiert. Damals sollte er mich als verspäteten Romantiker bezeichnen: «Du bist ja altmodisch, du bist ja einfach.» In der Architektur aber ist heute der Bezug zur Bauhaus-Moderne gemeint, also das Anknüpfen an eine Tradition der Moderne, ein Wieder-modern-sein, wie vereinfacht das nun auch wieder ausfällt. Die Lächerlichkeit eines Begriffs, der einmal hier auftaucht, einmal dort, und der beliebig genutzt werden kann, ist für mich durch dieses einfache Beispiel ganz klar. Der Begriff sagt absolut nichts. Sehr wohl aber sagt seine Verwendung etwas, der Kontext, die Nutzer etc.

Die Verbindung von Moderne mit moralischen Kategorien oder moralisch geladenen Hauptbegriffen von Kategoriensystemen wie «Fortschritt», «Aufklärung», «Freiheit» und «Zukunft» führt natürlich in einen moralischen Zugzwang; und das ist auch beabsichtigt. Man kommt, wenn man über zeitgenössische Musik redet, sofort in die Fortschrittsdiskussion, in die Materialstand-Prüfstand-Diskussion, in die Diskussion, inwieweit Aufklärung überhaupt möglich ist, inwieweit Freiheit wirkt, inwieweit Zukunft gestaltbar ist. Also in moralisch höchst kontaminierte Bereiche, wo Gut und Böse klar unterscheidbar scheinen.

Über «Zweite Moderne» habe ich noch gar nicht gesprochen. Man stelle sich nur vor, das Futur II sei mit einer «Zweiten Moderne» assoziiert, dann ist das ja schon ein vorweggenommenes «Wird-gewesen-sein». Das nimmt sicher keiner freiwillig auf sich. Machen Sie für sich das Experiment: Moderne – Zukunft – Futur II – Zweite Moderne – «Wird-gewesen-sein» ... das Ende wird schon mitgedacht, man schlottert, man flieht zurück in die Sicherheit im angestammt modernen Diskurs: jetzt.

Ich habe vorhin die wunderbare Tatsache angedeutet, daß in der Musik nur die Gangart der Dinge darüber entscheidet, ob es sich um eine Moderne oder beispielsweise um eine Alt-Mode handelt... Eingangs hörten wir eine Musik. Diese Musik stammt aus dem Jahr 1950 und ist von John Cage. Er hat 1950 dieses Streichquartett geschrieben, das in seiner Schlichtheit und in seiner unaufdringlichen Gangart – für mein Gefühl – die eigentliche Gegenposition zu fast allem darstellt, was sich damals als veritable Moderne artikulierte, ohne aber dadurch «Gegenmoderne» oder in irgendeiner Weise etwas Atavistisches zu prätendieren. In diesem Stück stehen Akkorde nebeneinander, entwicklungslos überantworten sie sich ihrer eigenen Abfolge, ihrem eigenen Fluß, ihrem eigenen Ereignen, und Cage steht damit konträr zu den damals in vorderster Richtung operierenden Moderne-Präzeptoren. Es ist eine Musik von offener, anrührender Einfachheit, aber wenn man sie hört und gleichzeitig weiß, daß sie 1950 geschrieben ist, spürt man plötzlich ihren dialektischen Kern, der darin besteht, daß Akkorde nebeneinander stehen, scheinbar ohne eine Verbindung, in Wirklichkeit aber in strengster Systematik[2]. «Streng» heißt in der Musik: Naturhaft, nicht laut gesagt. Oft besteht das «Naturhafte» in der Anordnung der Atome wie bei einem komplexen Element. Die *innere* Struktur ist streng, nach ihrer Art eigen. Bei unserem Beispiel liegt die Strenge in der Verweigerung dessen, worin vorher Strenge bestand: Entwicklungslogik. Das gibt es ja immer wieder in der Musikgeschichte: daß eine Musik entsteht, die auf Entwicklung hinzielt und eine, die aus der Setzung der Momente, aus der Beleuchtung, aus der Umleuchtung des Einzelobjekts heraus lebt. Zwei Beispiele kennen Sie alle: Ludwig van Beethoven als denjenigen, der die Entwicklung weitertreibt; vor allem die thematische Entwicklung, und Franz Schubert, der die Akkorde, wie unter einem Bann, wie ein Terrorist des Moments, nebeneinandersetzt und nicht zu einer linearen, zielorientierten Entwicklung kommt.

Ich habe dieses kleine Beispiel von John Cage ausgewählt, um einen Komponisten, der vielleicht in diesem Zusammenhang gar nicht von einem Großteil des Publikums erkannt worden wäre, als jemanden erkennbar werden zu lassen, der die Moderne formuliert, indem er sie eben nicht in ihrer zeitgemäßen Erscheinungsform bedient, indem er nicht «neue Mittel» einsetzt, sondern indem er «nur» mit einem Streichquartett eine Gangart in die Musik bringt, die es so vorher nicht gegeben hat. Diese Gangart ist es, die entscheidet. So auch bei neuen Medien, technischen Möglichkeiten etc.

Ich kann noch so sehr mit Netzen und Drähten fuchteln, wenn da kein Strom durchfließt, bin ich arm dran. Wenn aber ein Strom durch mich selbst fließt, entsteht Kunst. Auch dann, wenn ich mit Bleistiften schreibe...

Ich komme noch einmal auf Bazon Brock zurück und möchte zwei Zitate aus dem in seinem Buch ‹Ästhetik gegen erzwungene Unmittelbarkeit› enthaltenen Gespräch ‹Was ist musikalische Bildung?› nebeneinander stellen: «Stockhausen und Henze, das war doch für uns, als ob wir unseren eigenen ausgelaugten Opas begegneten. Für uns war eben Cage das Entscheidende.»[3] Entscheidend auch in dem Sinne, daß Cage nicht nur ein nach Moderne duftender Name ist, sondern ein Kritiker des Modischen durch sein Werk? Einige Seiten weiter – genau der Grund, warum ich die Musik, die wir hörten, auch heute noch liebe, weil sie eben nicht mit diesem technischen Rüstbesatz vor uns tritt: «Ich glaube nicht an den Synthesizer, ich glaube nicht an den Computer. Sobald die Menschen hinter diesen Hervorbringungen verschwinden, sind sie uninteressant. Diese Computer werden uns bald langweilig werden, weil sie keine Möglichkeiten haben, auf ihren Schöpfer, ihren Urheber zurückzuverweisen. Das geht den Weg alles Irdischen, es bleibt Dreck, Mist, Staub. Ansonsten würde ich sagen, wenn ich mir Musik und Therapie, Musik und Licht und solche Themen ansehe: Für mich ist nichts lebensförderlicher als die teilnehmende Betrachtung am Musizieren anderer Menschen.»[4]

Wenn wir nicht wüßten, daß Bazon Brock das gesagt hat, aber ich habe es deswegen ja auch zitiert ... (Applaus) ... Jetzt bekommt Bazon Brock Beifall, das finde ich schön. Er hat heute morgen aber auch schon Beifall bekommen, das war irgendwie rührend, als er nämlich gesagt hat – und das ist nun wieder das Symposion, man nimmt Bezug auf den Vorredner, prostet ihm zu – als er gesagt hat, daß wirkliche Kunstwissenschaft heute nicht möglich sei, ohne neue Medien, was wahrscheinlich völlig richtig ist. Es erscholl jedoch offensichtlich studentischer Beifall, so als hätte der Musiklehrer gesagt: Jungs oder Mädels, macht Euch keine Sorgen, ihr müßt keine Noten lesen lernen, wir haben jetzt ja die Schallplatte ...

Ich weiß, bei der Musik ist es immer schwierig, in sie hineinzukommen, aber es ist auch schwierig, aus ihr herauszukommen. Sie ist immer da. Ich höre schon wieder – ich weiß nicht, der Klang scheint irgendwie in der Luft zu liegen – ... Musik...

(Es erklingt die Musik des Anfangs. Der Redner verschwindet.)

Unterwegs nach Georgia
Wie verstrickt waren die westlichen Avantgarden?

Von Peter Iden

Es scheint, als verhalte sich in Deutschland die Neigung, politisch radikale Positionen einzunehmen, proportional zu der Lust daran, anderen eben dies als fatale Verstrickung nachzuweisen.

Sosehr wir im intellektuellen Diskurs dazu neigen – die Geschichte der Relation zwischen Geist und Macht in der Bundesrepublik seit dem Ende der sechziger Jahre zeigt das sehr deutlich –, die unbedingte Autorität einer Ideologie zu behaupten, um uns dieser dann ebenso unbedingt zu- und unterzuordnen, sowenig kommen wir offenbar aus ohne die politische Verdächtigung anderer.

Es gibt da leider eine zwangsläufige Wechselwirkung: Jüngere Beispiele dafür sind die wütenden Denunziationen, die den Dichter Botho Strauß von seiten der zwar versprengten, gleichwohl immer noch sich im Alleinbesitz des Instrumentariums der Aufklärung wähnenden Linken getroffen haben, als er die Allgemeingültigkeit eben dieses Aufklärungsprogramms als Essayist in Zweifel zog, ebenso die Schärfe der mindestens zu Teilen verleumderischen Attacken auf Ernst Jünger und Gustav Gründgens.

In der kunstpolitischen Debatte, die nach der Wiedervereinigung die bildenden Künstler im Lande in zwei Lager teilt, findet die Tendenz zum Vorwurf der Verstrickung eine besonders interessante Ausprägung – mit einer in der Tat überraschenden Volte. Um nämlich abzulenken von den – im übrigen durchaus differenziert zu bewertenden – Rollen, welche eine Reihe prominenter Maler und Bildhauer der DDR bei der propagandistischen Rechtfertigung und Stützung des totalitären Systems in dem inzwischen verschwundenen Staat gespielt haben, um also ihre Kunst nachträglich zu exkulpieren von der Involvierung in die Praxis einer Diktatur – was freilich schwierig ist, weil wir die Spuren in nicht wenigen Werken vor Augen haben –, wird die These vorgetragen, die künstlerischen Avantgarden des Westens, Westeuropas und Amerikas, seien jedenfalls nicht minder «befleckt» gewesen.

Dieser sonderbare, mit dem einfachen Mittel der Übertragung arbeitende Entlastungsversuch, ist nicht nur, aber am nachdrücklichsten von Eduard Beaucamp unternommen worden. Sein Grundgedanke ist rasch referiert: Es ist der einer Gleichsetzung des politischen Opportunismus der Mehrheit der zu Ansehen gekommenen Ost-Künstler gegenüber dem DDR-Regime mit einem Konformismus, den Beaucamp vielleicht noch mit einem gewissen Recht an der heutigen, aktuellen westlichen Kunstszene, wie ich meine sehr zu Unrecht, aber auch schon bei den Avantgarden der sechziger und siebziger Jahre in Hinsicht auf deren Verhalten zum Kunstmarkt meint beobachten zu können. Die These ist also: Man habe aus dem Westen den Künstlern der DDR nichts vorzuhalten, da man selber nicht weniger korrumpiert sei.

Zweifelhaft daran ist zunächst, wie hier Nicht-Vergleichbares miteinander verglichen wird: ein menschenverachtendes Machtgefüge mit der Institution eines gewachsenen, im Prinzip freien Marktes, dessen unbestreitbar vorhandene Deformationskräfte doch immer wieder korrigierbar waren, korrigiert wurden und werden. Ebenso fragwürdig ist die Gleichsetzung, die für Beaucamp daraus folgt: die der propagandistischen Stützung des unfreien Systems im Osten einerseits mit andererseits vermeintlich konformistischen Reaktionen auf die rasch wechselnden Vorgaben eines freien Forums der Verhandlung und Durchsetzung künstlerischer Ergebnisse, das der westliche Kunstmarkt von Anfang an darstellte und noch immer ist.

Beaucamp entgeht nicht nur die krasse Schieflage dieses Vergleichs, sondern er versteigt sich darüber noch hinaus zu der Behauptung, die Entwicklung «fundamentaler Alternativen» sei in der «unfrei verfaßten Gesellschaft» (was ja als Bezeichnung des Sachverhalts ein waghalsiger Euphemismus ist) eher möglich als in der freien.[1]

Man wird gegen eine solche Behauptung mindestens nachfragen müssen, ob hier nicht die Unterdrückung der vielen dreist gerechtfertigt werden soll durch die damit einigen wenigen gegebene Chance, zu «fundamentalen Alternativen» zu kommen, die allerdings bitte keine gesellschaftlichen sein dürfen. Mit welcher Art von politisch-kultureller Moral haben wir es da zu tun?

Aber lassen wir die These von der in Ost und West gleichwertigen Befleckung und Verstrickung der Kunst jenseits von Logik und Moral einmal so stehen und prüfen nur diejenige Aussage, die sich auf die westlichen Avantgarden bezieht. Vorgegeben wird also, als sei sie wahrhaftig vom Himmel gefallen, die Existenz eines übermächtigen, die Künstler steuernden und das Publikum manipulierenden, übermächtigen Kunstmarkts, der beide, den Kunstproduzenten wie den Rezipienten gleichzeitig zu angeblich konformistischem Verhalten nötigt. Es ist zwar unklar, und wiederum bar jeder Logik, wie das funktionieren soll, wenn doch der Markt nicht irgendeine ominöse, anonyme Größe ist, sondern durch das Zusammenspiel von Künstlern, ihren Mittlern im Kunsthandel und dem Publikum in aller Öffentlichkeit überhaupt erst konstituiert wird – lassen wir aber auch das beiseite und akzeptieren für einen Moment die Vorstellung vom allmächtigen Kunstschöpfer «Kunstmarkt», durch den jeder befleckt wird, der sich ihm aussetzt, sich auf ihm durchsetzt, allmächtiger Markt, der, weil er über Karrieren oder Mißerfolge längst vorentschieden hat, Anpassung, Konformität erzwingt. War das, ist das die Realität?

Historisch stellen sich die Verhältnisse ganz anders dar. Wir haben es doch erlebt: Als die Kunstszene in Westdeutschland sich nach dem Krieg und dem Stildiktat der Nazis wieder zu beleben begann, wurden die ersten Zeichen in den fünfziger Jahren von jungen Künstlern gesetzt, deren Werke niemand wollte: der Kunstmarkt nicht, weil es den nicht gab, und das Publikum auch nicht, das in seiner großen Mehrheit das Neue gar nicht wahrnehmen wollte, die Abstrakten verpönte, ja diese ganze «moderne Kunst» (was ein Schimpfwort war) für blanken Unsinn hielt. In diesem ihnen prinzipiell feindlichen Klima fanden die Jungen einzelne, mutige Verbündete. Diese organisierten Ausstellungsräume in Wohn- und Hinterzimmern, es waren die Liebhaber der ersten Stunde, der Krankenkassenangestellte A. Franck mit seiner ‹Zimmergalerie› in Frankfurt für die Maler der ‹Quadriga›, Otto Greis, Heinz Kreutz, Bernard Schultze und Karl Otto Götz, ähnlich engagierten sich Jean-Pierre Wilhelm und Alfred Schmela in Düsseldorf – doch nicht weil sie damals hoffen konnten, mit ihrer Passion für eine ungeliebte, ja vom Publikum verachtete Kunst das große Geld zu machen: sondern weil sie glaubten, und das ist wahrscheinlich sehr hochfahrend gewesen, durch ihre Unterstützung einen Teil beitragen zu können zur ästhetischen Umbildung der Gesellschaft, zu einem veränderten Blick auf Welt und Leben, zu einer Sensibilisierung für Werte jenseits des seinerzeit das Öffentliche fast ausschließlich bestimmenden, beherrschenden Ziels des Wiederaufbaus und des Programms Wirtschaftswunder.

Die Setzungen der Künstler standen also am Anfang des jetzt so verteufelten Markts, der in seiner Unterdrückungskraft per vermeintlichem Konformismus nun sogar dem Terrorsystem der alten DDR gleichgestellt wird. Der Galerist Schmela hat sich die Düsseldorfer Otto Piene, Heinz Mack und Günter Uecker, die Gründer von ‹Zero›, der ersten Stiltendenz, mit der die deutsche Kunst nach dem Krieg wieder international auf sich aufmerksam machte, nicht ausgedacht, sondern sich eingesetzt dafür, daß deren Arbeiten Öffentlichkeit fanden, eine anfangs sehr begrenzte Öffentlichkeit. Noch in der Mitte der sechziger Jahre konnte es vorkommen, daß diese Künstler in deutschen Zeitungen hemmungslos verspottet wurden. Anpassung war gerade nicht ihr Programm. Vielmehr: Wenn eine Ausstellung einmal relativ gut besucht war und die Resonanz einmal doch eher positiv, wurde man skeptisch. Wir fanden damals in der bildenden Kunst wie etwa auch in der Musik und im Theater eine zu sehr akklamierte Veranstaltung allemal als eher mißlungene. «Mißerfolg – da spitze ich die Ohren und fange an zu achten», schrieb Friedrich Nietzsche in seiner Auseinandersetzung mit der Musik und dem Theater Richard Wagners: Das war damals die Parole.

Nicht mit Manipulationsabsichten gründeten 18 Galerien am Ende der sechziger Jahre in Köln den ersten «Kunstmarkt», vielmehr waren die Galerien entstanden, weil es in Köln und Düsseldorf die Künstler gab; und dann wurde der «Kölner Kunstmarkt» geschaffen, weil Galerien mit einander ähnlichen Zielsetzungen durch eine gemeinsame Veranstaltung mehr Aufmerksamkeit für die Künstler zu gewinnen hofften. Und das Ziel war durchaus von der widerständigen, nicht der anpasserischen Art: Die Avantgarden behaupteten eine eigene Realität gegen diejenige der Gesellschaft.

Das ist auch außerhalb Deutschlands so gewesen, auch Robert Rauschenberg oder Mark Rothko und die anderen der ‹New York School›, auch Sam Francis oder Clifford Still oder Mark Tobey waren nicht Erfindungen irgendeines Markts – sie haben sich ihn erst geschaffen. Man kann in James Breslins Darstellung des Lebens von Mark Rothko[2] nachlesen, wie schwierig das war, welche Kämpfe es bedeutete, den Einsatz der ganzen Existenz, Mark Rothko wie Jackson Pollock haben ihre Kunst mit dem Leben bezahlt. Daß ein Dutzend derer, die durchkamen, heute für ihre Bilder auf dem Markt Millionen geboten bekommen, als Ausdruck erfolgreicher Anpassung zu deklarieren und in einen Kontext mit den politischen

Opportunisten und Zynikern der Ost-Kunst zu rücken, muß bezeichnet werden als das, was es ist: historisch ein Irrtum, moralisch eine Infamie. Wobei der Vorwurf der Verstrickung besonders hart diejenigen deutschen Künstler treffen muß, die sich, wie etwa Gotthard Graubner und Gerhard Richter, den Restriktionen in der DDR nur durch die Flucht in den Westen entziehen konnten: Sie hätten dann nur ein Zwangssystem ausgetauscht gegen ein anderes. Man kann sicher sein, daß sie das keineswegs so sehen.

Die Avantzgarden der fünfziger, sechziger, siebziger und noch der achtziger Jahre haben, das ist ihr Triumph, von der äußersten Peripherie sehr allmählich eingewirkt auf das gesellschaftliche Ganze. Ihre Behauptung der Autonomie des Kunstwerks, einer anderen Wirklichkeit neben oder innerhalb derjenigen, in der unsere Lebenspraxis sich entfaltet, hat eine politische Dimension: Es gibt keine nachdrücklichere, keine nachdrücklicher kritische Gegensetzung zur Realität der USA als die schwarzen Bilder des späten Rothko in Philip Johnsons Kapelle in Houston. Wer wollte wirklich Werner Tübkes nur virtuoses Polit-Propaganda-Werk in der Weihestätte des monumentalen Gasbehälters von Frankenhausen in Ostdeutschland damit auch nur in einem Atemzug nennen?

Andererseits, wie steht es denn nun wirklich mit der angeblich so unangefochten herrschenden, weil so konformen und vom Publikum immerzu gefeierten Moderne im Westen? Keiner verkörpert Erfolg und Durchsetzung eines Künstlers mehr als Joseph Beuys. Als wir aber vor erst wenigen Jahren die Installation ‹Blitzschlag mit Hirsch› für das Frankfurter Museum für Moderne Kunst erworben hatten (die Arbeit ist heute dort zu sehen), brach ein Sturm des wüsten Ressentiments in der Stadt los gegen diesen Beuys, und immerhin die ‹Frankfurter Allgemeine Zeitung› veröffentlichte mit Genugtuung eine Sonderseite, auf der die Verhöhner von Beuys sich austoben durften. Und wer jetzt manchmal hört, mit welcher Lust, jedenfalls mit wie wenig Bedauern Politiker die durch die Wiedervereinigung notwendig gewordenen Kürzungen der Kulturetats verlautbaren, von der Stimmung in den Ortsvereinen aller unserer Parteien nicht zu reden, kann deutlich spüren, wie hier auch alte Rechnungen mit der Avantgarde spät quitt gemacht werden: Wir haben euere Beckett und Bacon ohnehin nie gemocht, gut, daß wir jetzt Schluß machen können damit.

Und abermals konnte nun ein Mitglied des Deutschen Parlaments anläßlich der Diskussion einer Erwerbung für den Neubau des Bundestages in Bonn Beuys unbeschadet einen Scharlatan nennen. Da sind die Staatspreisträger im Osten allerdings besser gefahren mit dem Regime, das sie prämierte, weil sie sich als seine Weggefährten in Treue übten (mit kleinen Abweichungen manchmal, von denen man weiß, daß auch sie oft im vorhinein verabredet waren).

Vorgeworfen wird den Avantgarden im Westen jetzt auch deren Tendenz zur Internationalität. Tatsächlich war es aber nicht das geringste Verdienst der jungen westdeutschen Künstler der fünfziger und sechziger Jahre, selber nach draußen geblickt und die Aufmerksamkeit ihres kleinen Publikums auf die Kunstszenen in Frankreich, in Italien, in den Niederlanden gelenkt zu haben. Schon die Maler der ‹Quadriga› sind gerne in Paris gewesen, beeindruckt und beeinflußt vor allem durch das Informel und den Tachismus. Sie haben dafür gesorgt, daß die großen französischen Maler jener Epoche, Künstler wie Alfred Manessier, Serge Poliakoff, Nicolas de Staël auch bei uns bekannt wurden.

War das etwa nicht ein großer Zugewinn? Die Künstler der ‹Zero›-Gruppe haben diese Beziehungen über die Grenzen hinaus später noch ausgeweitet. Yves Klein und Jean Tinguely aus Paris, Lucio Fontana und Piero Manzoni aus Mailand, Jef Verheyen aus Belgien, der Holländer Jan Schoonhoven wurden wichtige Bezugsfiguren der deutschen Kunstszene. Da wurde Europa praktisch vorbereitet, noch ehe die Politiker sich an die Arbeit machten. Und sind nicht erregende Bewegung, eine schöne Helle, ein wunderbarer Enthusiasmus des Aufbruchs durch diese Internationalität der Avantgarden übergesprungen auf die deutsche Szene? Es ist gut, und gerade nicht ein Mangel, daß nahezu alle unserer größeren Museumssammlungen diesen Öffnungsvorgang für kommende Generationen spiegeln.

Dagegen möchte mancher jetzt, und zwar auch wieder zur Verteidigung ostdeutscher Heimatkunst, zurück in den Regionalismus: den deutschen Sonderweg als ästhetischen Trampelpfad durch die Provinz. Es ist aber so, daß gerade, wer an der jungen Kunst der gegenwärtigen Kunstszene das Defizit eines Akademismus ausmacht, auf den internationalen Vergleich, die Anregung von draußen, insistieren muß. Diese aktuelle deutsche Szene ist unübersichtlich – aber das ist an sich noch kein Mangel. Auf keinen Fall ist der Rückzug auf irgendein undefinierbares, wahrscheinlich eher verquält-muffiges, ursprünglich «Deutsches» geboten.

Entscheidend ist, daß Galeristen, Kunstvereine und Museen in aller Freiheit an der Entwicklung von Kriterien und Maßstäben arbeiten, wodurch dann auch der Kunstmarkt sich wieder schärfer konturieren könnte. Der freie Markt bleibt ein wesentliches, sinnvolles Instrument der Information wie der Klärung. Daß er den Ostdeutschen lange gefehlt hat, ist zu bedauern. Jetzt, da er ihnen zugänglich ist, müssen sich auch die Künstler aus der ehemaligen DDR auf dem Markt halten und bewähren. Einige sind damit inzwischen ja auch schon ganz gut vorangekommen.

Über vieles wird in Deutschland nach der Wiedervereinigung anders gesprochen als zuvor. Manchmal staunt man nicht schlecht über den Wechsel der Bewertungen. Vor allem im Osten vergoldet sich heute nicht nur für Heiner Müller eine Vergangenheit, die, als sie noch Gegenwart war, weit weniger leuchtete. Nach der tiefen politischen Zäsur war das absehbar. Und es wird schon produktiv sein, die eigenen Positionen zu revidieren – wie wir denn auch dankbar dafür sein können, die Kunst der alten DDR genauer kennenzulernen.

Aber nicht alles neue Reden ist gut, nur weil es neu ist. «Komm mit mir nach Georgia», heißt es in einem der Aufbruchs-Gedichte Bert Brechts. «Dort, wirst du sehn, gibt es neue Ideen.» Es war das Programm der westlichen Avantgarden, dieser Wunsch nach Aufbruch und Veränderung hat die Kunst ihrer Lustspiele und ihrer Tragödien in die Reichweite unserer Herzen gerückt. Und natürlich, es kann auch in der Einschätzung der neuen Situation in Deutschland, darin bin ich sogar mit Beaucamp einig, nicht alles bleiben, wie es war. Aber Brechts Ausfahrt zu den neuen Ideen in Georgia setzt sich so fort: «Und wenn die Ideen wieder alt aussehen, dann bleiben wir nicht mehr da.» Soweit sind wir schon, in der Tat: Vieles an den vermeintlich neuen Ansichten über das Land und seine Kunst sieht alt aus, ist alt. Darum: Bleiben wir nicht mehr da. Georgia liegt wirklich anderswo. Gehen wir.

Der Kummer mit einem Märchen

Von Alfred Nemeczek

Kann ein Mensch denn Märchen hassen? Ich zum Beispiel mag alle mit Ausnahme von einem. Dieses eine aber hasse ich wirklich, und das ist insofern kein privater Spleen von mir, als mit diesem Haß auch ein Stück Zunft- und Nestbeschmutzung verbunden ist: Ich verabscheue das Märchen ‹Des Kaisers neue Kleider›, weil viele meiner Kollegen es so offensichtlich lieben.

Früher, als wir alle noch wußten, wo vorne ist in der Kunst, war der Rückgriff auf Hans Christian Andersens sonst so lehrreiche Prosa den Reaktionären des westdeutschen Kunstbetriebs vorbehalten. Das waren gebildete, doch seltsam unbelehrbare Gestalten, die den schmalen Sektor im Kritikespektrum der fünfziger und sechziger Jahre besetzten. Im Gegensatz zu uns fortschrittlichen jüngeren Leuten, die wir uns um Will Grohmann, Werner Haftmann oder Albert Schulze-Vellinghausen scharten, erlebten jene Reaktionäre die damals dominierende ungegenständliche Kunst nicht als ungeahnte Erweiterung künstlerischer Ausdrucksfelder, sondern als einen gefährlich inhumanen, von Cliquen gesteuerten Unfug. Natürlich tarnten sie sich mit Argumenten.

«Die Gegenstandslosigkeit der Kunst», resümierte der Kritiker Jürgen Beckelmann im Jahr 1959, «ist nichts anderes als ein Zeichen für totale Weltbildlosigkeit! In einem geradezu verzweifelten Maße fühlen sich viele Künstler auf sich selbst zurückgeworfen, und letztlich bleibt ihnen nichts mehr, als ihre reine Individualität in reiner Malerei auszudrücken: sich selbst.»[1]

Damals verlegte auch der vielseitige Maler und Schriftsteller Lothar-Günther Buchheim ein als Satire camoufliertes «Prachtwerk besonderer Art», wie es im Untertitel genannt wurde. Es war in Wirklichkeit ein tendenziöses Pamphlet und nannte sich: ‹Wie malt man abstrakt?›[2]

Darin heißt es: «‹Der französische Maler Mathieu hat den schnellsten Pinsel der Welt. Sein Rekord liegt bei 2 Minuten 45 Sekunden für eine Leinwand von einem Quadratmeter. Seine Preise zwischen 400 000 und 3 Millionen Francs.› Bitte rechnen Sie selbst: in einer Stunde 30 Leinwände für durchschnittlich 15 000 DM ergibt 450 000

DM die Stunde. Wenn man nur 200 Tage im Jahr arbeitet, darf das Jahreseinkommen als nicht gering bezeichnet werden. Wer will da noch abseits stehen? Da gibt es nur eine Entscheidung: Noch heute beginnen!»[3] Es folgen witzig gemeinte Anleitungen zur Herstellung von Gemälden in den Stilarten «Duellismus», «Konsequentismus» und «Digitalismus», wobei letztere Bezeichnung auf dem Umstand beruhte, daß dabei die zehn Finger ins Spiel gebracht werden sollten.

Kein Zweifel: Georges Mathieu, heute 75 Jahre alt, zählte für Buchheim zu den Künstlern, die jedesmal gemeint sind, wenn Kritiker ‹Des Kaisers neue Kleider› zitieren. Für den Fall, daß Sie das Märchen längere Zeit nicht gelesen haben: Es ist die Parabel von einem unsagbar eitlen Herrscher, der auf dem Höhepunkt seiner Sucht nach immer prachtvolleren Gewändern von Trickbetrügern hinters Licht geführt wird. Sie lassen sich von ihm mit «feinster Seide und prächtigstem Gold» versehen und versprechen dem Kaiser dafür die Anfertigung von Garderobe mit einem epistemologischen, also erkenntnisfördernden, Effekt. Sie bieten ihm Kleider mit der «erstaunlichen Eigenschaft, daß sie für jeden Menschen unsichtbar blieben, der nicht für sein Amt tauge oder auch ungebührlich dumm sei». Und dann werkeln die Bösewichte an ihren Webstühlen und stellen darauf nichts, buchstäblich gar nichts her. Jeder bemerkt es und keiner gibt es zu, um nicht als dumm oder unfähig zu gelten. Und selbst der Kaiser macht schließlich gute Miene zum Betrugsmanöver, denn auch er klebt ja an seinem hohen Amt. Er läßt sich mit Nichts kostümieren und stolziert inmitten seines Volks herum, bis einem unschuldigen Kind angesichts des nackten Potentaten entfährt: «Aber er hat ja gar nichts an!»

Schon immer war es mir schwergefallen, ein Gleichnis auf den Kunstbetrieb zu akzeptieren, in dem ausgerechnet Gangster die Rolle der Künstler spielen und das erwachsene Publikum aus lauter eingeschüchterten Duckmäusern besteht. Doch solange sich nur die Unbelehrbaren dieses Märchens bedienten, um im Freiraum der Kunst eine obsolete Verschwörer-Theorie zu etablieren, konnte ich damit irgendwie leben.

Doch seit einigen Jahren mache ich mit dem Märchen ‹Des Kaisers neue Kleider› eine andere, eine betrüblichere Erfahrung. Nun sind auch etliche hochgeschätzte Freunde aus dem Kritikerlager müde geworden – gestandene Figuren, die sich in den Jahren der Avantgarde für Fritz Winter und Bernhard Schultze, für Wols und Yves

Klein, für Jackson Pollock und Antoni Tàpies, für Jean Tinguely und die Zero-Mannschaft hätten in Stücke reißen lassen. Meine Kritikerfreunde schätzten sogar Andy Warhol, Roy Lichtenstein und Carl André; sie lobten und begriffen auch den frühen Joseph Beuys.

Doch wenn ich sie über die Szene von heute reden höre, bedienen sie mich mit Witzen und zitieren ‹Des Kaisers neue Kleider›. Seitdem hasse ich dieses Märchen. Ich hasse das Märchen, um meinen Freunden nicht zürnen zu müssen. Gewiß – auch sie sind älter geworden und beweisen unter anderem die Regel, nach der Sammler, aber eben auch Kritiker, die Kunst von Künstlern ihrer eigenen Generation am besten verstehen. Aber da einige immer noch einen Tick jünger sind als ich, kann ich mich da bei Gott nicht geriatrisch herauswinden: An Morbus Alzheimer leiden weder Rochus Kowallek, Hans Platschek noch Günter Engelhard, Peter Iden oder Eduard Beaucamp, um einfach mal ein paar Namen zu nennen. Hasse ich also ein Märchen, weil ich nicht wahrhaben will, daß meine Kollegen recht haben und die Kunst der neunziger Jahre tatsächlich abfällt gegen die Innovationen der drei Jahrzehnte davor? Dann wäre ich ein seiner Jugend hinterherhechelnder Opportunist, der keiner Zumutung ausweicht, aus Furcht, den Anschluß zu verpassen. «Älterwerden heißt Tänze versäumen», hat die französische Romanschriftstellerin Christiane Rochefort geschrieben, und das stimmt. Als Einwand dagegen fällt mir nur ein, daß Kunstverständnis glücklicherweise noch immer ein geistiges und kein gymnastisches Phänomen ist – siehe den New Yorker Galeristen Leo Castelli, der nun im Vollbesitz seiner Neugierde 88 Jahre alt geworden ist. Also wo wurzelt mein Problem – in der Szene selbst oder im Unvermögen von Kennern, die zeitgenössische Kunst nicht mehr begreifen können oder wollen?

Ehe ich das beantworte, muß ich auf unser Thema zu sprechen kommen. ‹Die Zweite Moderne – Eine Diagnose der Kunst der Gegenwart› hat irgendwie ein Fragezeichen zwischen den Zeilen und beruht auf der Aufforderung an die Teilnehmer, etwas zum sogenannten Diskurs beizutragen – zur akademischen Frage also, wie sich die Kunstszene am Ende des Jahrtausends zu einem Kanon verhält, der zur Mitte des 19. Jahrhunderts auf der Bewußtseinshöhe eines Gustave Courbet beginnt und in den dann die Klassische Moderne eingeht, bis nach dem Zweiten Weltkrieg die bekannten Avantgarden ihren Platz darin finden. Es ist der Kanon, der in der verwirrenden Gestalt eines Marcel Duchamp dann regelrecht zur Vernunft gebracht wurde. Ein Kanon, der daraufhin postmodern abbrach und sich nun womöglich von neuem konkretisiert. Daß «erfahrungsgemäß alle Künste einer Theorie bedürfen, damit sie in den großen Diskurs einbezogen werden können und damit ihre Gültigkeit sichtbar werden kann»,[4] postuliert Heinrich Klotz, der den Ausdruck «Zweite Moderne» als Definition des nunmehr Neuen anbietet. Er macht mich damit ganz hilflos: Sind wir Kunstjournalisten nicht besser für die Praxis der Künste zu gebrauchen als zum Stricken an ihrer Theorie?

Im Software-Programm des Diskurses sind wir Kritiker doch wohl eher die Viren. Journalisten mögen ja von Hause aus nachdenklich sein – der knappe Redaktionsschluß zwingt sie stets zum mehr oder weniger impulsiven Formulieren. Hat der Zufall, der den Kritiker Louis Leroy eine ihm unbegreiflich erscheinende neue Künstlergruppe zu «Impressionisten» stempeln ließ, den Diskurs befeuert oder am Ende nicht doch zu heillosen Mißverständnissen beigetragen? Wie war das denn, als der Kritiker Louis Vauxcelles den Stilbegriff «Kubismus» prägte, als Pierre Restany vom «Informel» sprach und Clement Greenberg vom «Abstrakten Expressionismus»? Begriffsschubladen wurden geöffnet, in die kaum ein Künstler hinein wollte. Auch Lawrence Alloways Terminus *«pop art»* hat dafür gesorgt, daß so gut wie kein ausgewiesener Pop-Artist mit Pop Art etwas zu tun haben wollte oder will. Und das geht lustig so weiter.

Wenn es darauf ankommt, die Moderne zu numerieren, sind meine Kollegen von der Tagespresse nicht zimperlich. In der zweite Mai-Woche 1995 bezeichnete mein Hamburger ‹taz›-Kollege Hajo Schiff die Fluxus-Bewegung anläßlich einer Schau in der Kunsthalle überzeugt als «Zweite Moderne»;[5] mein Kollege Dirk Schwarze aus Kassel kündigte die Ausstellung von Moskauer Dissidentenkunst in der documenta-Halle ebenso lakonisch als «Rußlands dritte Moderne»[6] an. Also stelle ich mir vor, daß wir Kritiker zu diesem Symposion als *«creative troublemaker»* eingeladen wurden, wie die New Yorker Zeitschrift ‹Interview› im Impressum einen ihrer ständigen Mitarbeiter bezeichnet. So spielen wir Kritiker hier die Rolle des unschuldigen Kindes aus dem Märchen ‹Des Kaisers neue Kleider› und nützen dem Diskurs, indem wir im Namen der uns anvertrauten Öffentlichkeit pöbeln dürfen – also im Namen der *«user»* von Kunst, wie der britische Kommunikationstheoretiker Roy Ascott sagen würde.[7]

Ich pöble an dieser Stelle als Redakteur des 1979 gegründeten Kunstmagazins ‹ART›, und ich komme zu dem populistisch klingenden Schluß, daß es seither unentwegt weitergegangen ist mit der modernen Kunst – weitergegangen vor allem im Sinne eines seriösen Marktes der Ideen, was nicht mit einem Markt der sogleich verkäuflichen Waren verwechselt werden sollte. Beweis: Sonst wäre uns Machern einer für etwa 300000 interessierte Laien bestimmten Monatszeitschrift ja längst der aktuelle Diskussionsstoff ausgegangen. Aber wir hatten Jahr für Jahr, über nunmehr anderthalb Jahrzehnte hinweg, immer wieder Neues anzukündigen – neue Gruppierungen, neue Intentionen und auch neue Medien. Und es gab Innovationen – nicht mehr mit so fundamentalistischem Anspruch beschwert und so gläubig begrüßt wie zur Zeit der Avantgarden; aber eben doch neue Ansätze. Sie waren zwar historisch mit dem Altgewohnten verbunden wie alle Kunst, doch unübersehbar war der Drang der neuen Künstler nach einem eigenen, unverwechselbaren Profil.

Anything goes, alles ist schon dagewesen? Ja und nein. Der amerikanische Maler David Reed fand für sein Medium den verblüffend einfachen und dennoch richtigen Nenner: «*We see paintings in a different way now because of film and video*» (Wir sehen Gemälde inzwischen anders, weil wir Film und Video kennengelernt haben).[8] Das traf zu auf die wilde, expressive Malerei der achtziger Jahre, die eben kein Aufguß des deutschen Expressionismus durch «hochgemute Nichtskönner» war, wie der Kollege Peter Iden schrieb,[9] sondern das Idiom von Künstlern, die wußten, was Popmusik, was Konzeptkunst und wer Joseph Beuys war. Das traf zu auf die neuen Photoarbeiten, etwa der Becher-Schüler Thomas Ruff und Andreas Gurski oder der starken Frauen Astrid Klein und Katharina Sieverding, die neue technische Möglichkeiten der Photo-Manipulation mit dem Mut zu zeitkritischen Inhalten verbanden. Zwar waren auch die ersten elektronischen Videoarbeiten ohne die Experimente von Avantgardefilmern wie Viking Eggeling, Oskar Fischinger, Hans Richter oder Norman McLaren nicht denkbar – und doch sahen diese Videobänder dank der neuen, unendlich komfortableren Kopiermöglichkeiten erheblich anders aus als ihre Zelluloid-Vorläufer, und ihre Vermittlung über den Monitor unterschied sie klar vom Kino – ob positiv oder negativ, mag dahingestellt bleiben. Und als ein Künstler wie der Italiener Mario Canali sich die Visualisierung von Musik per Computeranimation vornimmt, entfernt er sich noch weiter von der

Ästhetik des Films, der seinerseits längst von Video- und Computerästhetik unterwandert ist. Daß Kunst im Grunde schon immer interaktiv ist, sie zu ihrer Vollendung also nicht allein den Künstler oder die Künstlerin, sondern auch den Betrachter oder *«user»* braucht, wissen wir längst. Daß Happening und Performance interaktive Kunstformen sind oder waren, ist ebenfalls bekannt. Dennoch haben wir die interaktiven Computerinstallationen etwa eines Jeffrey Shaw als Innovationen begrüßt, weil sie den Blick gestatten in nie betretene virtuelle Räume. Wir haben in ‹ART› über Neo-Geo berichtet, über den Interativismus, den andere Appropriation Art nannten, über den Künstler als Forscher am Körper der Gesellschaft und an den Grundlagen des Kunstbetriebs, wofür sich der Terminus Kontext-Kunst eingebürgert hat.

Man kann also nicht sagen, es sei nichts los auf der Szene. Es hat sogar Flurbereinigungen gegeben. So ist etwa die in den sechziger Jahren von Pionieren wie Frieder Nake begründete neue Gattung Computergraphik dank immer perfekterer Software inzwischen fast mausetot, weil das Werkzeug die Ästhetik derart dominiert, daß es zwar eine beachtliche Entwicklungsgeschichte der Computergraphik gibt, aber eine Zukunft mit frischen Impulsen kaum vorstellbar ist.

Und dennoch kann man nicht behaupten, daß alles in Ordnung sei und meine weisen Kollegen nur unrecht haben, wenn sie mich mit ‹Des Kaisers neue Kleider› quälen. Wir haben nicht unbedingt eine Krise der aktuellen Kunst – wir haben eine Krise der Akzeptanz. Auch mich erfaßt erhebliches Unbehagen, wenn ich in diesen Wochen und Monaten durch Ausstellungen, etwa in deutschen Kunstvereinen wandle und darin kaum einem Menschen begegne. Meist ist die Kunst der Rede wert. Meist liefert sie Stoff zum Nachdenken. Und immer bleibt man derart ungestört, daß man ins Grübeln gerät.

Ob vor autobiographischen Installationen des Belgiers Jeff Geys in Düsseldorf, vor kontextuellen Arbeiten der Amerikanerinnen Adrian Piper und Louise Lawler in München, bei Rémy Zaugg, Absalon oder auf der ‹Backstage› in Hamburg – überall erlebte ich hundert Schritte Einsamkeit, bevor endlich noch jemand kam und wir im Duett für mehr Hall in den Sälen sorgten. Es kann kein Zweifel daran bestehen: Die neuen Kontext-Künste sind bei dem Publikum, für das ich schreibe, keineswegs umkämpft, und sie sind kaum umstritten; sie werden einfach links liegengelasssen von gerade jenen

Freunden der Kunst, die durch ihre Mitgliedschaft in den Kunstvereinen deren Präsentation erst ermöglichen.

Wer sein Sehen gelernt hat, für Farbe und Form sensibilisiert ist, wird um sein Schauvergnügen betrogen, weil die von Kontext und Konzept bestimmte Kunst an den Kopf und nicht ans Auge appelliert. Wer sich etwas auf sein Stilempfinden zugute hält, muß sich plötzlich auf Künstler einstellen, die das Erscheinungsbild ihrer Installationen je nach Thema sprunghaft verändern. Näheres siehe Katalog. Wer dennoch in einer Ausstellung Kunst nicht nur lesen, sondern erleben möchte, erleidet ein Defizit. Die heutige Szene bietet allzu selten etwas fürs Herz. Die junge Künstler-Equipe hat die emotionale Brücke zwischen Produzenten und Betrachtern gesprengt. Sie verweigert, von Ausnahmen abgesehen, das existentielle Spektrum von Leben, Liebe und Tod.

Dabei ist die Grundversorgung mit großer, Intellekt *und* Sinne aktivierender Kunst besser gesichert denn je: Emsig schicken die großen Museen eine Ereigniswelle nach der anderen durch die Welt. Von Vincent van Gogh, Paul Cézanne und Edgar Degas über Odilon Redon und Henri Matisse bis zur Klassischen Moderne in den Sammlungen von Barnes, Berggruen oder Kahnweiler, Schtschukin und Morosow. Es darf kosten, was es will; das Publikum kommt zu Hunderttausenden. Oft wird ein Überschuß erwirtschaftet. «Museen und Ausstellungen sind ein Zufluchtsort», sagt der neue Generaldirektor des Pariser Louvre, Pierre Rosenberg. Er ist bereit, diesen Fluchtort so weich wie möglich zu polstern; denn «Emotionen», sagt er, «Emotionen kommen nicht von allein».[10]

Das Ausbleiben von Emotionen, wie sie das Publikum von jeher vor allem mit der traditionellen Gattung Malerei verbindet, wird neuerdings sogar auf der aktuellen Kunstszene bemerkt. Die eindeutige Absicht, verlorenes Terrain wiederzugewinnen, hat wohl die Kunstvereinsleiter Martin Hentschel und Raimund Stecker in ‹Das Abenteuer der Malerei›[11] getrieben. An zwei Orten, in Düsseldorf und Stuttgart, zeigten sie im Sommer 1995 unter diesem Titel Malerei von 34 Künstlerinnen und Künstlern aus elf Ländern, die laut Pressetext der Veranstalter «die sinnliche Erfahrung wieder in den Mittelpunkt der Betrachtung rückt. Nicht das Kommentieren einer Theorie, das Umsetzen einer Idee, das Realisieren eines Konzeptes oder das Ironisieren einer Tradition steht somit zur Diskussion, sondern das nur vor Kunstwerken mögliche, nur von ihnen zu übermittelnde Seherlebnis. Bilderfahrung als kontemplative Anschauung wird den Besuchern genauso überantwortet wie ein Fest für das Auge oder die Erkenntnis aus dem Sehen heraus.» Der Ansatz war stark, doch die Auswahl der Bilder erwies sich als zu schwach. Was eine sensationelle Veranstaltung hatte werden sollen, wurde ein immerhin diskutables Ereignis, das seine Verheißungen schuldig blieb.

Neben der Malerei hat allein die Kunst mit neuen Medien das Potential, die auseinanderstrebenden Lager des gegenwärtigen Kunstbetriebs wieder zu vereinen. Ihre Ausstellungen sind stets gut besucht; ihre Theoretiker haben noch Utopien anzubieten. Roy Ascott zum Beispiel sieht im Computer mehr als ein neues Werkzeug «zur Aufmöbelung bestehender kultureller Formen». Für ihn ist er vielmehr «jenes ganz neue Environment [...], das paradigmatische Veränderungen in der Kultur, in der sozialen Gestaltung und in der individuellen Erfahrung nach sich ziehen muß.»[12] Wenn sich dann noch mehr Künstler finden wie Bill Viola oder Gary Hill, die dem schon jetzt spürbaren Druck der Unterhaltungsindustrie auf alle Errungenschaften der Medienkunst standhalten – ja, dann bleibt sie noch lange modern. Und Berufenere als ich gebranntes Kind aus ‹Des Kaisers neue Kleider› mögen diese Moderne im akademischen Diskurs dann auch kleidsam numerieren.

Der Wille zum Ausruhen

Von Boris Groys

Als ich erfahren habe, daß ich als letzter bei diesem Symposion sprechen sollte, habe ich mir überlegt, welches Thema zum Schlußwort gut passen würde. Und da in der Regel alle am Ende eines Symposions etwas müde sind, schien es mir angebracht, über die Müdigkeit zu sprechen, so daß meine Worte auf diese Weise den leichtesten Weg zu den Herzen des Publikums finden, was jeder Redner sich doch wünscht.

Die Müdigkeit ist vielleicht Grundtopos unserer Zeit. Vor allem wenn ich meine Freunde aus dem Kunstmilieu treffe und frage, wie es ihnen geht, höre ich fast immer, daß es ihnen zwar eigentlich sehr gut geht – sie fühlen sich aber sehr müde. Diese allgemein gewordene Selbstcharakterisierung hat offenbar keine bloß persönlichen, sondern tief verankerte strukturelle Gründe in unserer heutigen Kultur. Das wird besonders deutlich, wenn man Memoiren oder persönliche Briefe aus den Zeiten der historischen Avantgarde liest, in denen ein armer, verfolgter, leidender Künstler immer wieder mitteilt, daß er auch jetzt voller Energie und Begeisterung für das Leben ist.

Woher kommt dieser Unterschied im Ton? Warum ist man heute so müde? Man zitiert oft als Erklärung: Fin de siècle, Postmoderne. Und das klingt so, als ob wir, die in der Postmoderne leben, müde geworden sind, weil unsere avantgardistischen Vorfahren so aktiv waren. Das setzt allerdings voraus, daß die Müdigkeit vererbt werden kann. Dazu gibt es aber keine einleuchtenden Beweise. Darüber hinaus blieben unsere Vorfahren, wie gesagt, trotz aller Anstrengungen bis zuletzt munter – es sind allein *wir*, die müde geworden sind. So sind es offensichtlich nicht die ehemaligen Anstrengungen der Avantgarde, die uns müde gemacht haben, sondern unsere eigene Postmoderne macht uns müde, wobei die Avantgarde dagegen immer nur munter gemacht hat.

Aber was ist die Postmoderne? Sie ist auf jeden Fall kein neues Zeitalter, denn in diesem Falle wäre die Postmoderne immer noch modern. Also unterscheidet sich die Postmoderne nicht von der Moderne – außer durch eine andere Selbstinterpretation. Die Postmoderne ist eine andere Interpretation der Moderne, oder, wenn man will, der historischen Avantgarde, – und zwar eine solche Interpretation, die uns müde macht.

Das Wort Avantgarde – darauf hat man oft genug hingewiesen – verweist auf den militärischen Begriff, der eine weit vor der übrigen Truppe nach vorne marschierende Einheit bezeichnet. Aus unserer postmodernen Perspektive gesehen, scheint dieser Marsch tatsächlich unendlich ermüdend zu sein, denn sein Ziel wird in der Postmoderne als unendlich weit entfernt begriffen. Der Weg der Avantgarde folgt demnach der Rhetorik des unendlichen Zeichenspiels, oder der unendlichen Bewegung der Differenz, oder dem unendlichen Begehren, oder dem sich ständig entziehenden Erhabenen. So verfolgt die Avantgarde in ihrer postmodernen Interpretation bloß eine Vision des Unmöglichen und befindet sich auf einem unendlich langen Marsch zu dem Ziel, das ständig aus ihren Augen verschwindet. Bei keinem Zeichen, bei keinem Bild kann der Marschierende verweilen, seine Ruhe finden, sich erholen. Immer muß er weitergehen, weil jedes Bild durch die Rhetorik unserer Kultur auf das nächste Bild verweist. Und so ist er – oder vielmehr: so sind wir – gezwungen, immer weiter von Bild zu Bild, oder von Zeichen zu Zeichen überzugehen. Wir sind aber als Menschen endlich, und diese unendliche Bewegung überfordert uns und macht uns müde.

Diese Bewegung, die uns von allen Bildern und Zeichen wegführt, soll aber nicht als eine Art Zynismus oder Gleichgültigkeit oder Langeweile mißverstanden werden, denn sie führt uns zugleich zu den gleichen Bildern und Zeichen zurück. Wir sind nicht mehr imstande, gleichgültig, zynisch oder gelangweilt zu sein. Auch zur Ironie sind wir nicht mehr fähig. Bei Zynismus, Langeweile oder Gleichgültigkeit handelt es sich um eine Distanz von allen Zeichen und Bildern, die uns eine gewisse Ruhe gewährt und die eigene Subjektivität in ihrer absoluten Einsamkeit jenseits aller Bilder entdecken läßt. Noch ein Flaneur vom Schlage Walter Benjamins konnte sich langweilen und – bei aller Faszination durch die Bilder der Außenwelt – sich selbst mitdenken als eine Subjektivität, die durch die Welt geht. Er konnte auch bei einem bestimmten Bild verweilen, zu ihm zurückgehen oder überhaupt zu sich nach Hause zurückkehren. Das können wir nicht mehr, denn wir sind nicht mehr Autoren unserer Bewegung durch die Welt, sondern der Weg der Zeichenrhetorik führt uns und läßt uns keine Ruhe. Deswegen sind wir nicht gelangweilt, sondern immer darauf gespannt, wohin uns dieser Weg führen wird. Und diese ständige Spannung macht uns besonders müde.

Nun ist diese Vision der Avantgarde als sich immer nach vorne bewegende Truppe eine charakteristisch postmoderne Vision, die keineswegs die Selbstverständlichkeit besitzt, die man ihr gerne zuschreibt. Die Avantgarde kann man sich auch vorstellen als eine militärische Einheit, die an ihrem Ziel schon angekommen ist, schon gesiegt hat, schon ein Lager aufgeschlagen hat und sich ausruht, während die übrige Truppe immer noch marschiert und nicht weiß, ob sie je am Ziel ankommen wird. Und aus den Texten der historischen Avantgarde geht ziemlich deutlich hervor, daß ihr Selbstverständnis in der Tat diesem Bild der Ruhe entsprach. Die Avantgarde ruht sich aus – es sind immer nur die anderen, die immer noch marschieren. Bilder und Texte der Avantgarde stellen eigentlich nichts anderes als diese endgültige Ruhe dar. Das ‹Schwarze Quadrat› von Kasimir Malewitsch ist ein solches Bild der absoluten Ruhe, in der Leben und Tod eine Einheit bilden. Marcel Duchamps ‹Springbrunnen› wurde in einer zeitgenössischen Publikation nicht zufällig «Buddha in Bathroom» genannt, das heißt als Bild der absoluten Ruhe rezipiert. Piet Mondrian ist ein weiteres gutes Beispiel. Aber auch futuristische Darstellungen der Bewegung zeigen diese Bewegung «simultan», das heißt wiederum als absolute Ruhe, die alle Momente der zeitlichen Bewegung in ihre Zeitlosigkeit miteinschließt. Die Vision einer totalen Weltexplosion, die der Dadaismus ständig beschwört, offenbart nur ein unveränderliches Nichts, das hinter jeder Realität lauert. Und sogar der scheinbar aktivistische Surrealismus versteht sich als in sich ruhendes, passives Medium, das die Signale des Unbewußten empfängt.

Diese Ruhe der Avantgarde ist die Quelle ihrer Energie: Die Avantgarde ruht sich aus, wenn alle anderen sich anstrengen, und so hat der avantgardistische Künstler gerade deshalb mehr Kraft als die übrige Menschheit. Pablo Picasso hat einmal den bekannten Satz geprägt: «Ich suche nicht, ich finde.» Die Avantgarde hat nicht gesucht – sie hat gefunden. Und zwar hat sie etwas Elementares, Fundamentales und Universales gefunden, das hinter allen Bildern als ihre transzendentale Möglichkeit liegt, so wie das ‹Schwarze Quadrat› als transzendentales Schema jedes möglichen Bildes gedacht werden kann oder der ‹Springbrunnen› als elementarer Gestus jeder möglichen Ästhetisierung.

Die Vorstellung von der Avantgarde als Stoßtruppe einer ewigen Bewegung nach vorne entspricht also nicht dem Selbstverständnis der Avantgarde. Vielmehr handelt es sich um die Meinung der übrigen, müde gewordenen Truppe, die nicht mehr glaubt, daß sie je ankommt, und deswegen meint, daß auch die Avantgarde bloß den Gespenstern nachläuft und ihr Ziel verfehlen muß. Diese übrige Truppe hat aber die Avantgarde längst aus den Augen verloren und kann deswegen gar nicht wissen, ob die Avantgarde angekommen ist oder nicht. Dafür gibt es aber auch keine neutralen Kriterien. Man kann leicht sagen, daß weder das ‹Schwarze Quadrat› von Malewitsch noch der ‹Springbrunnen› von Duchamp noch alle anderen avantgardistischen Bilder als fundamental gesehen werden dürfen, sondern daß sie, wie jedes Bild überhaupt, der allgemeinen Bildrhetorik unterworfen sind. Diese Meinung klingt sicherlich plausibel, aber sie ist bloß eine Meinung, denn die Möglichkeit bleibt unbestritten, daß aus dem Punkt der Ruhe, den die Avantgarde erreicht hat, der Unterschied zwischen Fundamentalem und Nicht-Fundamentalem gesehen werden kann, den wir nicht sehen können, da wir uns immer noch unterwegs zu diesem Punkt befinden. Wenn wir also in der Postmoderne müde geworden sind, dann nicht weil wir Kinder der Avantgarde sind, sondern weil wir Kinder der übrigen Truppe sind, die den Glauben verloren hat, daß man je ans Ziel kommen kann, und sich das Leben deswegen als ständige, müde Bewegung nach vorne vorstellt. Nur diese übrige Truppe versteht die Moderne als Fortschritt – unabhängig davon, ob sie diesen positiv oder negativ beurteilt. Die Avantgarde schreitet, wie gesagt, nicht fort, sondern bleibt ruhig dort, wo sie das Fundament, auf dem sie sich ausruhen kann, gefunden hat.

Die Philosophen der übrigen Truppe sind gut bekannt. Die interessantesten unter ihnen gehören in die dreißiger Jahre. Es sind diejenigen, die nach der Avantgarde gekommen, aber nie angekommen sind. So befindet sich Heidegger ständig «unterwegs zur Sprache». Er ist ein Wanderer, der langsam durch das Leben, durch die Welt wandert. Er wandert freilich so langsam, daß er sich beinahe ausruht, obwohl sich das auf die Dauer auch als ziemlich ermüdend und unangenehm erweisen kann. Aber dann kommen die totale Mobilmachung, die permanente Revolution, die negative Dialektik, der symbolische Austausch und andere, noch schnellere Varianten der ununterbrochenen Bewegung. Diese Vision der ständigen Bewegung ist allerdings nicht die authentische Vision der Moderne. Vielmehr ist sie ein Effekt des Zweifels an der Moderne, der Ausdruck des Unglaubens, daß das Gelobte Land erreicht werden kann. Wo die Moderne bei sich selbst, wo sie radikal ist, dort ruht sie, wie gesagt, aus auf einem zeitlosen, transzendentalen, apokalyptischen Fundament – am Ende der Geschichte jeder möglichen Suche. Die Apokalyptik unserer Zeit ist dagegen, wie wohl bekannt, die Apokalyptik der Apokalyptik, oder die Verkündung des Endes des Endes. Sie will die Unmöglichkeit offenbaren, aufzuhören und auszuruhen.

Freilich können wir auch jetzt jederzeit aus dieser postmodernen permanenten Bewegung aussteigen, indem wir zur ursprünglichen avantgardistischen Bildinterpretation zurückkehren. Nichts hindert uns, wie oben ausgeführt ist, zu behaupten, daß ein bestimmtes Bild die fundamentale Bedeutung hat, die uns erlaubt, bei diesem Bild zu verweilen und uns auszuruhen – oder daß sogar alle Bilder eine solche fundamentale Bedeutung haben. Damit kommen wir zu der Figur des avantgardistischen Fundamentalismus, die im heutigen kulturellen Kontext in der Tat nicht selten auftaucht. Dieser Fundamentalismus ist die Reaktion auf das Verschwinden des Fundaments. Dort, wo die Avantgarde das Fundament zu entdecken glaubte, sieht der avantgardistische Fundamentalist kein Fundament – und kommt gerade deswegen zum Entschluß, ein solches Fundament durch eine eigene Entscheidung zu schaffen. Dieser Fundamentalismus ist somit rein dezisionistisch und willkürlich. Obwohl er – zu Unrecht, wie wir gesehen haben – die Postmoderne als leer und zynisch verurteilt, kann er sich nur in der Fundamentlosigkeit der Postmoderne entfalten, denn dort, wo das Fundament immer schon da ist, ist der Fundamentalismus unmöglich. So wird ein bedingungsloses und programmatisch unbegründetes Bekenntnis zu den einzelnen Bildern gefordert und praktiziert, die infolge einer heldenhaften Anstrengung der andächtigen Kontemplation ästhetisch isoliert und aus ihrer Unterwerfung unter die allgemeine Bildrhetorik gerettet werden sollen.

Indem der avantgardistische Fundamentalismus aber selbst eine rhetorische Figur ist, die auf jedes Bild mit gleichem Recht appliziert werden kann, besitzt er die gleiche Universalität wie die postmoderne, anti-fundamentalistische Rhetorik. So kann jedes Bild heute mit gleichem Recht sowohl als fundamental, das heißt als endgültige Einsicht in die Beschaffenheit des Kunstwerks, wie auch als nichtfundamental, das heißt als visueller Müll, interpretiert werden und wird dadurch in unserer heutigen Kultur innerlich gespalten. Nun war die moderne Kunst aber immer gespalten in die hohe, avantgardistische Kunst, die die letzten Einsichten vermitteln wollte, und die Massenkunst, die bloß der Rhetorik der Bildproduktion folgte. So bildete die moderne Kunst nie einen homogenen Raum und konnte nie unter einen Begriff subsumiert werden.

Diese Spaltung der modernen Kunst hat Clement Greenberg in seinem berühmten Essay ‹Avantgarde und Kitsch› (1939) vorbildhaft beschrieben. Er stellte nämlich schon damals fest, daß die Kunst inzwischen all das ästhetisiert hat, was sie ästhetisieren konnte. So wurde die Spaltung überwunden, die für die frühere Kunst von eminenter Bedeutung war, nämlich die Spaltung zwischen dem, was die Kunst darstellen durfte, und dem, was sie nicht darstellen durfte. Aber infolgedessen hat sich die Kunst selbst gespalten – und zwar in Avantgarde und Kitsch. Für Greenberg ist die Avantgarde die Reflexion der technischen Beschaffenheit der Kunst, denn das Kunstwerk ist nicht nur Abbild der Welt der Dinge, sondern auch selbst ein technisches Ding. Für den Kitsch ist das Kunstwerk auch ein technisches Ding, aber Kitsch reflektiert diese Technizität nicht, sondern setzt sie einfach in ihrer unmittelbaren Wirkung ein. Die moderne Kunst zerfällt also in die Reflexion der Kunst und den Einsatz der Kunst. Wirkt eine Kunst utopisch oder nicht utopisch, kritisch oder affirmativ, politisch korrekt oder inkorrekt, sie bleibt immer noch kitschig, wenn sie überhaupt wirkt, wenn sie überhaupt etwas tut. Die Ruhe bleibt also auch für Greenberg der eigentliche innere Zustand der Avantgarde.

Deshalb bin ich, wenn ich inmitten der Postmoderne von einer «Zweiten Moderne» höre, wobei offensichtlich eine «Zweite Avantgarde» gemeint ist, sicherlich froh. Ich bin froh, wie nur ein Wanderer froh sein kann, dessen Füße müde sind und der sich mit letzter Kraft bewegt, obwohl er keine Kraft mehr hat, wenn dieser Wanderer hört, daß die Vision der Oase, der er verzweifelt folgt, doch keine Vision, sondern eine tatsächliche, wenn auch eine zweite Oase ist, in der er sich endlich ausruhen kann. Aber wo findet man diese zweite Oase? Die Vermutung liegt nahe, daß diese zweite Oase, im Unterschied zur ersten Oase, überall liegt und sich von der postmodernen Wüste nur durch die Art ihrer Interpretation unterscheidet, so daß gleiche Kunstwerke völlig legitim einmal als postmodern, ein andermal als zweitmodern interpretiert werden können. Die Spaltung der modernen Kunst in Avantgarde und Kitsch oder in Ruhe und Bewegung oder in Einsicht und Rhetorik oder in Oase und Wüste spaltet heute, wie gesagt, nicht mehr den realen, materiellen Raum der Kunst, sondern den Interpretationsraum eines jeden einzelnen Kunstwerks.

Was hat der postmoderne Diskurs eigentlich die ganze Zeit gemacht? Er hat die Unterscheidung zwischen Avantgarde und Kitsch, die Greenberg so radikal gesetzt hat, ständig relativiert. Und zwar durch eine zweifache Denkbewegung. Auf der einen Seite wurde der Kitsch «entkitscht» und avantgardistisch veredelt. Diese Entkitschung des Kitsches begann schon mit der amerikanischen Pop Art und hat sich inzwischen so weit fortgesetzt und beschleunigt, daß wir heute in einer Situation leben, in der praktisch alles, was als Kitsch gilt, durch gut erprobte Methoden in den Bereich der hohen Kunst überführt werden kann.

Auf der anderen Seite wurde aber durch die gleiche Denkbewegung alles, was früher die hohe Kunst war, verkitscht, indem demonstriert wurde, daß die Autonomie der Kunst bloß eine Illusion ist. Jede Kunst, inklusive der Avantgarde, wurde in einen sozialen Wirkungszusammenhang – vor allem in einen politischen Zusammenhang – gestellt, oder als Moment in der Bewegung der allgemeinen Bildrhetorik interpretiert. Wenn auf der einen Seite Kitschbilder Prädikate bekommen haben, die früher nur die Avantgarde für sich beansprucht hat, wurde die Avantgarde auf der anderen Seite zu einer Manifestation der allgemeinen Kultursituation unter vielen anderen. So können wir heute nicht mehr sagen: Dieses Bild gehört zum Kitsch, und dieses Bild gehört zur Avantgarde. Aber wenn man zwischen Avantgarde und Kitsch nicht mehr unterscheiden kann, ist man nach wie vor durchaus imstande, zwischen Kitschverwendung und Avantgardeverwendung eines Bildes zu unterscheiden.

Wir können nämlich erkennen, wann Bilder zum Zweck der Wirkung, sei es politische Wirkung, Unterhaltung, Werbung etc. eingesetzt werden und wann sie ihre eigene innere Struktur demonstrieren. Auch wenn es darüber zu Meinungsdifferenzen kommt, wie etwa im Falle der Benetton-Werbung, kann über diese Differenzen durchaus sinnvoll diskutiert werden. Es bedeutet freilich nicht, daß entsprechende Kriterien klar definiert sind: Solche klaren Regeln gab es auch in den Zeiten der klassischen Avantgarde nicht. Wir können aber trotzdem sinnvoll darüber sprechen, ob bestimmte Bilder im Sinne der Avantgarde oder im Sinne der Massenkultur angewendet werden. So läßt sich vielleicht sagen, daß die erste Moderne eine kreative war. Heute leben wir dagegen in einer zweiten, interpretativen Moderne. Nur war im Falle der ersten, klassischen Avantgarde die Kreation immer schon im wesentlichen die Interpretation, denn auch damals sind keine wirklich neuen Bilder entstanden, sondern die schon vorhandenen Bilder im Kunstkontext verwendet worden. Der Unterschied zwischen den zwei Modernen liegt also vielmehr darin, daß die Künstler von heute um den doppelten Status ihrer Arbeiten, um ihre interpretative Doppelkodierung wissen, und mit ihr bewußt umgehen, wofür es von Andy Warhol bis Cindy Sherman genug Beispiele gibt.

Und trotzdem: Auch wenn die heutige Doppelkodierung des Bildes die Option offenläßt, bei jedem beliebigen Bild andächtig zu verweilen und auszuruhen, ist diese Ruhe nicht ungetrübt. Wenn man heute auf der Stelle bleibt, hat man nicht mehr die innere Sicherheit, die man zur Zeit der Avantgarde hatte, daß nämlich alle anderen zu einem unterwegs sind. Vielmehr hat man das ungute Gefühl, daß das Leben an einem vorbeizieht. Jeder kann sich jederzeit ausruhen, aber die allgemeine Bewegung bleibt unaufhaltsam, wobei es ungewiß ist, wohin der Weg führt. Diese Unübersichtlichkeit in unserer postmodernen Welt wurde schon mehrmals beklagt. Dabei meint man in der Regel, daß es die Aufgabe des einzelnen bleibt, die Welt für sich selbst und eventuell auch für die anderen übersichtlich zu machen. Dieser Wille, die Unübersichtlichkeit zu übersehen (in beiden Bedeutungen dieses Wortes), führt ganz besonders zur Anstrengung, die ermüdet. Deswegen möchte ich am Ende meines Textes kurz eine andere Möglichkeit für den einzelnen skizzieren, mit der allgemeinen Unübersichtlichkeit umzugehen, die mir nicht so anstrengend zu sein scheint: nämlich selbst unübersichtlich zu werden.

Und in der Tat können wir in der heutigen Kunstszene zunehmend die Produktion von Kunstwerken beobachten, die das Publikum physisch überfordern, ermüden und im Endeffekt unübersichtlich bleiben. Ich möchte betonen, daß ich dabei keineswegs so etwas wie den «unerschöpften Sinn» des Kunstwerks meine, sondern die schlichte physische Unmöglichkeit, das Ganze des Werks wahrzunehmen, die uns vermuten läßt, daß wir das Wichtigste übersehen haben – wie im richtigen Leben.

Die Möglichkeit für einen einzelnen Künstler, ein solches unübersichtliches Kunstwerk zu schaffen, ist die Folge einer Kombination von moderner Technologie und avanciertem Kunstverfahren. Die Kunst von heute verfügt nämlich über eine sehr große Geschwindigkeit. Es handelt sich dabei nicht um die Geschwindigkeit in der Kunst, mit der sich die Futuristen beschäftigt haben oder die Paul Virilio heute noch thematisiert, sondern um die Geschwindigkeit der Bildproduktion als solcher. Diese Geschwindigkeit hat in diesem Jahrhundert rasant zugenommen. Früher hat der Künstler lange Zeit gebraucht, um ein Bild zu malen. Der Betrachter konnte dieses Bild dagegen mit einem Blick erfassen. Das heißt, der Betrachter hatte einen riesigen Zeitüberschuß und damit ein Zeitprivileg gegenüber dem Künstler: Er konnte mehrere Bilder während der Zeit sehen, in welcher der Künstler nur ein Bild produzieren konnte. Mit den Arbeiten wie dem schon erwähnten ‹Springbrunnen› von Duchamp oder dem Film ‹Empire State Building› von Andy Warhol wurde das paritätische Verhältnis zwischen dem Zeitaufwand seitens des Künstlers und dem Zeitaufwand des Betrachtens etabliert. Eine Kombination zwischen diesem Ready-made-Verfahren und den technischen Aufnahme- und Vervielfältigungsmöglichkeiten der neuen Medien gibt dem Künstler zusätzlich einen großen Zeitüberschuß in bezug auf den Betrachter: Die Zeitrelation zwischen Produktion und Wahrnehmung der Bilder verändert sich damit entscheidend zugunsten des Künstlers. Die Wahrnehmung der Bilder erfordert jetzt mehr Zeit als ihre Produktion.

Dieser Zeitüberschuß auf der Seite des Künstlers kann deswegen dazu genutzt werden, den Betrachter zu überfordern und das Kunstwerk unübersichtlich zu machen. Ein gutes Beispiel dafür bietet die Videoarbeit von Peter Fischli und David Weiss, die im Rahmen der letzten Biennale in Venedig gezeigt worden ist. Das vorgeführte Filmmaterial ist so umfangreich und unübersichtlich, daß es unter den normalen Bedingungen einer Ausstellung vom Besucher nicht vollständig gesehen werden kann, so daß der Eindruck von der Arbeit notwendigerweise fragmentarisch und unvollständig bleibt. Der gleiche Effekt kann übrigens auch ohne direkte Anwendung der neuen Medien erzielt werden, wie Installationen von Ilya Kabakov oder Graphik von Raymond Pettibon zeigen: Die exzessive Verwendung der Schrift macht in beiden Fällen die künstlerische Arbeit unlesbar und erzeugt beim Betrachter Müdigkeit und Frustration.

Carl André hat einmal gesagt: «Kultur ist das, was die anderen uns antun. Kunst ist das, was wir den anderen antun.» Wenn ich also die anderen genauso vor eine Unübersichtlichkeit stelle, wie ich selbst vor einer Unübersichtlichkeit stehe, dann – so würde ich meinen – werde ich mich nicht mehr müde, sondern durchaus munter fühlen. Indem ich die anderen vor meine eigene, von mir geschaffene Unübersichtlichkeit stelle, bekomme ich nämlich die Möglichkeit, die Bewegung der anderen zu lenken, ohne das Ziel dieser Bewegung anzugeben, wie es die klassische Avantgarde ihrerzeit gemacht hat. So benutze ich den Zeitüberschuß, den mir die heutige Kunstpraxis gewährt, um mich auszuruhen, während der Betrachter sich anstrengt.

Aber auch der Betrachter bekommt dabei eine scheinbar paradoxe Chance, sich auszuruhen. Indem die allgemeine Situation der Unübersichtlichkeit durch die Kunst wiederholt, verdoppelt wird, wird zugleich das Artifizielle, das Gemachte, das Inszenierte dieser Unübersichtlichkeit demonstriert. Statt sich von dem Wunsch ermüden zu lassen, die postmoderne Unübersichtlichkeit in einem übersichtlichen, «neumodernistischen» Bild zu erfassen, wird der Betrachter sich dadurch der Möglichkeit bewußt, die Unübersichtlichkeit als solche ästhetisch zu bewundern, ohne sich anzustrengen, sie zu überwinden. So finden wir eine Oase in der Wüste, indem wir endgültig lernen, die ganze Wüste als eine riesige Oase zu interpretieren und ruhig zu genießen.

Anmerkungen

Peter Weibel: Probleme der Moderne

1 Vgl. James Joyce, Finnegans Wake

2 A.H. Barr schrieb bereits 1936 in «Modern and ‹Modern›», Mai 1936, S.2: «Since the war, art has become an affair of immense and confusing variety, of obscurities and contradictions, … « Der Widerspruch war also bereits in die Moderne eingeschrieben. Die Postmoderne hat ihn nur mehr bestätigt, war darüber nicht mehr besorgt, vgl. Lionello Venturi, Complexity and Contradiction in Architecture.

3 Diese Liste bildete den Umschlag der Originalausgabe seines Werkes ‹Cubism and Abstract Art›, April 1936, Museum of Modern Art, New York

4 Vgl. Rosalind Krauss, The Optical Unconscious' New York 1994

5 A. H. Barr hat von seinem Lehrer C. R. Morey, der über mittelalterliche Kunst in all ihren Formen vortrug, die interdisziplinäre Thematik, den synthetischen Stil für sein Museum übernommen, das nicht nur Malerei und Skulptur, sondern auch «Constructions, Philosophy, Architecture, Industrial Art, Theatre, Films, Posters, Typography» umfaßte.

Peter Sloterdijk: Neuzeit – Tatzeit – Kunstzeit

1 Martin Heidegger, Überwindung der Metaphysik, in: Ders., Vorträge und Aufsätze, 5. Aufl., Pfullingen 1985, S. 93

2 Robert Walser, Minotaurus 1926/27, in: Ders., Basta. Prosastücke aus dem Stehkragenproletariat, ausgewählt und hrsg. von Hans G. Helms, Köln und Berlin 1970, S. 153

3 Heidegger (s. Anm. 1), S. 94

4 Gotthard Günther, Beiträge zur Grundlegung einer operationsfähigen Dialektik, Hamburg 1980, Bd. 3, S. 224 f.

Bazon Brock: Uchronische Moderne

1 Vgl. Bazon Brock, Ästhetik gegen erzwungene Unmittelbarkeit, Die Gottsucherbande. Schriften 1976–1986, hrsg. von Nicola von Velsen, Köln 1986, S. 102 ff.

2 Vgl. Bazon Brock, in: Festschrift für K. O. Werckmeister, hrsg. vom Kunstgeschichtlichen Seminar der Universität Zürich, Zürich 1995

Jochen Gerz: ‹For the second time›

1 Titel einer Fotoarbeit von Jochen Gerz von 1990

Hans-Joachim Müller: Hochfliegen – Tieffallen

1 Eduard Beaucamp, Ästhetische Bußpredigt, Köln 1994, S. 6 ff.
2 Beaucamp (s. Anm. 1), S. 12

Wolfgang Rihm: Wieviele Modernen braucht die Musik?

Bei den Texten handelt es sich um ein überarbeitetes Tonbandprotokoll.
1 Ernst Jünger, in: Ernst Jünger u. a., Prognosen, München 1993, S. 36
2 Vgl. Martin Erdmann, Webern und Cage – Zur Genese der Cageschen Losigkeit, in: John Cage II, Musik-Konzepte, München 1990, S. 251 ff.
3 Bazon Brock, Ästhetik gegen erzwungene Unmittelbarkeit, Die Gottsucherbande. Schriften 1976–1986, hrsg. von Nicola von Velsen, Köln 1986, S. 452
4 Brock (s. Anm. 3), S. 456

Peter Iden: Unterwegs nach Georgia

1 Eduard Beaucamp, Kunst und Betrieb, in: Die selbstbewußte Nation, Berlin 1994
2 James E. Breslin, Mark Rothko. A Biography, Chicago u. a. 1993

Alfred Nemeczek: Der Kummer mit einem Märchen

1 Jürgen Beckelmann, in: wird die moderne kunst «gemanagt»? Ein Bericht mit Beiträgen v. Th. W. Adorno u. a., Baden-Baden und Krefeld 1959 [Kommentare zur Kunst der Gegenwart 1 = Baden-Badener Kunstgespräche 1959], S. 26
2 Lothar-Günther Buchheim, Anton Sailer u. Mose (d. i. Moïse Depoud), Wie malt man abstrakt? Eine leichtfaßliche Anleitung, Methode Sailer/Mose (Gesamtregie und verantwortlich: Lothar-Günther Buchheim), Feldafing/Obb. 1958
3 Buchheim (s. Anm. 2), S. 5
4 Heinrich Klotz, Eine neue Hochschule (für neue Künste), Stuttgart 1995, S. 52
5 Hajo Schiff, in: Die Tageszeitung (Hamburg-Ausgabe), 5. Mai 1995
6 Dirk Schwarze, in: Hessische Allgemeine, 6. Mai 1995, S. 43
7 Roy Ascott, Die Kunst intelligenter Systeme, in: Hannes Leopoldseder (Hrsg.), Der Prix Ars Electronica, Linz 1991, S. 26
8 Zitiert nach Peter Weibel (Hrsg.), Pittura/Immedia, Klagenfurt 1995, S. 120
9 Peter Iden, in: Frankfurter Rundschau, 1981
10 Zitiert nach ‹DIE ZEIT›, 5. Mai 1995, S. 91
11 «Das Abenteuer der Malerei», Ausstellung im Württembergischen Kunstverein, Stuttgart (18. Mai bis 2. Juli 1995) und im Kunstverein für die Rheinlande und Westfalen, Düsseldorf (14. Mai bis 25. Juni 1995)
12 Ascott (s. Anm. 7), S. 28

Die Autoren

Eduard Beaucamp	Kunstkritiker und Feuilletonredakteur der ‹Frankfurter Allgemeine Zeitung›
Hans Belting	Früher Professor für Kunstgeschichte an der Universität München, jetzt Professor für Kunstwissenschaft und Medientheorie an der Staatlichen Hochschule für Gestaltung Karlsruhe
Bazon Brock	Lehrt Ästhetik an der Bergischen Universtität in Wuppertal
Jochen Gerz	Bildender Künstler, arbeitet mit neuen Medien und hat in zahlreichen Museen in Europa und Nordamerika ausgestellt, lebt in Paris
Boris Groys	Professor für Kunst des 20. Jahrhunderts an der Universität Halle
Peter Iden	Kunst- und Theaterkritiker, Gründungsdirektor des Museums für Moderne Kunst Frankfurt, Professor für Theatergeschichte an der Hochschule für Musik und Gestaltung, Ressortleiter Feuilleton der ‹Frankfurter Rundschau›
Petra Kipphoff	Dr. phil., Redakteurin der Wochenzeitung ‹DIE ZEIT› und dort für bildende Kunst zuständig
Heinrich Klotz	Professor für Kunstgeschichte, Gründungsrektor der Staatlichen Hochschule für Gestaltung Karlsruhe
Hans-Joachim Müller	Kunstredakteur bei der ‹Basler Zeitung› und ständiger Mitarbeiter im Feuilleton der ‹ZEIT›, lebt in Freiburg
Alfred Nemeczek	Journalist, seit 1979 stellvertretender Chefredakteur der Zeitschrift ‹ART – Das Kunstmagazin›, lebt in Hamburg
Wolfgang Rihm	Komponist, Professor für Komposition an der Staatlichen Hochschule für Musik, Karlsruhe
Peter Sloterdijk	Professor für Philosophie und Ästhetik an der Staatlichen Hochschule für Gestaltung Karlsruhe
Martin Warnke	Professor für Kunstgeschichte am Kunstgeschichtlichen Seminar der Universtiät Hamburg
Peter Weibel	Professor für Digitale Techniken und Medientechnologie an der Hochschule für Gestaltung Karlsruhe

Bildnachweis

Die Ziffern verweisen auf Seitenzahlen.

Areuse, Günther Förg 15
Bonn, © VG Bild-Kunst 1996 104
Köln, Gerhard Richter 17
Köln, Sigmar Polke 16
Köln/New York, © Galerie Michael Werner 13
New York, Whitney Museum of American Art 102

Die übrigen Abbildungen stammen aus dem Besitz der Autoren.